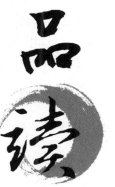

品读

中西医文化

中医药院校特色通识教育读本

周亚东 主编

中国中医药出版社
·北 京·

**图书在版编目（CIP）数据**

品读中西医文化 / 周亚东主编 .—北京：中国中医药出版社，2016.5（2017.9 重印）
（中医药院校特色通识教育读本）

ISBN 978-7-5132-3239-5

Ⅰ . ①品… Ⅱ . ①周… Ⅲ . ①中国医药学—文化研究
②医学—文化研究 Ⅳ . ① R-09

中国版本图书馆 CIP 数据核字（2016）第 061730 号

中国中医药出版社出版

北京市朝阳区北三环东路 28 号易亨大厦 16 层

邮政编码 100013

传真 01064405750

河北省武强县画业有限责任公司印刷

各地新华书店经销

\*

开本 710×1000 1/16 印张 12.5 字数 156 千字

2016 年 5 月第 1 版 2017 年 9 月第 2 次印刷

书号 ISBN 978-7-5132-3239-5

\*

定价 39.00 元

网址 www.cptcm.com

# 总前言

　　《中医药院校特色通识教育读本》是由上海中医药大学联合安徽中医药大学作为发起单位，依托全国中医药高等教育学会教学管理研究会及教育科学研究会这一平台，吸纳相关中医药院校的专家共同完成。本系列读本首批出版 9 种，以后将逐步推出后续读本。

　　通识教育（博雅教育）的目的在于造就博学多识、通权达变、通情达理、眼光长远且兼备多种才能与优美情感的人才，属于高层次的文明教育和完备的人性教育。其核心在培养健全的"人"，其实质就是对自由与人文传统的继承。医乃仁术，更是人学。扎实的文化基础、良好的科学素养是培养卓越中医药人才的关键，也是目前院校教育亟待加强的薄弱环节。诸如"夫医者须上知天文，下知地理，中通人事""博极医源，精勤不倦""发皇古义，融会新知""将赡才力，务在博见"等古训所言之意正是如此。因此，有必要从中医药人才职业发展特点出发，以优秀民族文化的独特视角，挖掘中医药文化的内核，帮助学生在成长过程中学会不断反思，唤醒其积极美好的"慧根"，真正静心思考生命的价值，从而最终达到个人发展、人格完善与职业终极目标的有机统一。

　　本系列读本围绕通识教育特点，以体现中医药院校学科特色为宗旨，立足中医药学科内涵规律及其独特的"审美"维度，在主题选取上既重视传统治学中有价值的瑰宝，又广泛涉及文学、历史、哲学和社会科学、自然科学基础等各个领域，努力做到传统与现代、东方与西方、人文社会学与医学科学等诸多因素的协调融合，从经史子集、古今中医名家的诗词书画著作赏析、人与社会的关系、现代科技发展动态等几个维度出发，满足读者获取知识、提高素养的要求。读本在语言风格上力求雅俗共赏、饱含情趣、详于叙事、略于说明，体现"学习尽在其中、情怀尽在其中，故事尽在其中"的写作特色。

令人感动的是，严世芸教授、王键教授等中医教育大家怀着对中医药事业的强烈使命感亲自参与策划，同时，各位作者在繁忙的教学和科研工作之余，仍以一腔热情，组成跨校、跨学科的共同体，潜心投入读本编写之中。首批读本的编写历时两年余，其间召集各类研讨活动二十余次，其编写过程本身就创造了一次次沉淀学术、积极思辨、凝练共识的机会。在此，对各位前辈和同道致以崇高的敬意。

期待通过读本写作这一纽带，引发大家对中医药教育和医学事业的深度思考，尤其希望获得各位读者的学习心得和智慧贡献，以致教学相长，共同进步。

上海中医药大学副校长

全国中医药高等教育学会常务理事、教学管理研究会理事长　　**胡鸿毅**

2014 年 9 月

# 前　言

　　中国有一句俗话："一方水土养一方人。"由于地理环境和物质条件的差异，自然也就出现了靠山吃山的农民与靠水吃水的商人，并由此衍生出文化风格迥异、价值追求不同的农耕文明与海洋文明。《晏子春秋·杂下之十》曰："橘生淮南则为橘，生于淮北则为枳，叶徒相似，其实味不同。所以然者何？水土异也。"植物尚且如此，人和文化更是如此。在不同的地域，具有不同的地理环境和气候条件，养育了不同肤色的民族，孕育了不同风格的文化。从一定意义上讲，人类文化的差异性主要表现其地域性和民族性。

　　人们把地球分为东西两个半球，东西半球的地理环境和气候条件差异很大，因而不仅孕育了不同肤色的民族，形成了不同的生产方式和生活方式；而且也孕育了不同类型的文明，产生出不同的世界观、人生观和价值观，孕育了不同的地域文化。不同的地域文化具有不同的内容，不同的表达形式，不同的价值判断标准，不同的风格和特色。东西方具有各自不同的饮食文化、建筑文化、宗教文化、政治文化、医学文化等。正如中国科学院前任院长卢嘉锡院士和路甬祥院士在《中国古代科学史纲》序言中指出："世界上不同的自然地理环境孕育出了不同文明的源头，也形成了不同的对客观世界认识的思维方式。西方的科学注重归纳、演绎、抽象、分析，而中国传统的学术思想则注重有机整体、融会贯通、综合总体和相生相克，以及依靠悟性产生的智慧，深入认识客观世界的本质。这两种学术思想体系的区别，一个最典型的例子有如西医和中医。"学者熊月之先生也如是说："西医最得西方古典科学重具体、讲实证的精神，中医最得中国传统文化重整体、讲联系的神韵。如果在各种学科中，举出最能体现中西文化特征的一种，我以为医学最为合适。"1981年的诺贝尔奖获得者依来亚斯•哈内奇说："中华文化可能是世界上唯一能够感召人们不要碌碌无为、不要虚度一生的文化。中华文化遗产之丰富恐怕首屈一指，它不仅是在人文科学领域，而且在医学文化方面也居于遥遥领先的地位，因为中华文化把世间一切有价值的东西都放在生命里。那么，在有关生命的所有认识论和方法论中，中西方文化凝聚的差异最为显明就不足为奇了。"

中西医学是当今世界并存的两大医学体系，两者来自于不同的地理环境、语言文字、人类的历史活动和文化传统，两者经历了完全不同的历史发展过程，两者在理论体系、思维方式、认知方法、价值取向、行为规范、诊疗模式乃至审美意蕴等多方面存在明显差异。

中医学是在中国传统文化土壤中形成和发展起来的医学体系，与人文社会科学紧密联系。它以元气论为哲学基础，坚持有机论、整体观，注重自然、环境、人体、心理诸要素的综合作用，运用宏观系统辨证的方法，从整体的、连续的、运动的角度来研究生命和疾病，通过"望闻问切"四诊法来收集生命的信息，以扶正祛邪、调节平衡的观点来治病救人。中医学以"天人合一"为核心精神，尊重自然，顺应自然，遵循自然之道，充分利用自然之力和人体的自我调节、自愈能力以达到治疗疾病、延年益寿的目的，强调人类应当积极地去适应自然界的变化，与大自然保持一致，主动地养生防病。

西医学是以古希腊、罗马医学为基础，在西方现代的文化和科学背景下形成的医学体系。它以古希腊哲学的原子论为基础，坚持机械唯物构成论，运用分析还原方法，从局部的、间隔的、静止的角度分析人体的结构和功能，准确找准病因、病理和病灶。西医学和自然科学紧密结合，以近代以来的物理、化学、生物学、数学等学科知识为依托，运用实验、逻辑、数学等方法，以解剖学、生理学、病理学、药理学、病原生物学等为基础来构建自己的理论体系。西医学主张天人对立和物我分离，遵循"征服自然"的思维，存在着明显的欲凌驾于自然规律之上、想要支配自然界的倾向，甚至提出了"改造生命、提高生命、发展生命"的口号。西医用对抗手段战胜疾病，用手术疗法割除病变部位，用各种化学药物抗菌、抗癌、抗病毒、抗增生、抗衰老、抗纤维化等，以期直接消除实体病因、病灶。

关于中西医学谁优谁劣的问题，毛泽东曾做过这样的评价："医道中西，各有所长，中医言气脉，西医言实验。然言气脉者，理太微妙，常人难识，故常失之虚；言实验者，专求质而气则离矣，故常失其本。则二者又各有所偏矣。"可见，西医有西医的标准，中医也有中医的标准。我们不可以用西医的标准来评判中医的好坏和优劣，反之亦然。我们要牢记"和实生物，同则不继"（《国语·郑语》），做到"君子和而不同，小人同而不和"（《论语·子路》）。西方医学是由局部到整体，由分析到综合，在革命中建构，在革命中创新。而中医学是由表及里，由本及用，在传承中运用，在传承中发展。这是人类认识的不同领域、不同方法、不同道路，两者殊途同归。

本书编委会
2016 年 3 月

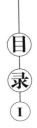

# 目　录

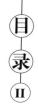

# 第三篇　感悟中西医思维方法

# 第四篇　体悟中西医文化特性

# 第五篇 认识中西医文化的互融性

# 第一篇

## 寻找中西医文化源头

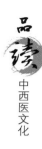

# 文化源头——内陆文明与海洋文明

　　中西医起源于两种不同的文明源头——中医文化起源于内陆文明，西医文化起源于海洋文明。

　　从地理的角度看，全世界可以分为东西两大半球。由于自然地理环境差异孕育出了东西两个不同的文明源头，东方古代文明源头以中国为代表，西方古代文明源头以古希腊、古罗马为代表，而近现代西方文明以西欧和北美为代表。中华文明和西方文明是世界两大主流文明。从原始类型看，人类文明分为游牧文明、农耕文明和商业文明三种类型。史学家钱穆先生在《中国文化史导论》中说："游牧、商业起于内在不足，内在不足则需向外寻求，因此而为流动的、进取的。农耕可以自给，无事外求，并必继续一地，反复不舍，因此而为静定的、保守的。"以中国为代表的东方古代文明主要属于农耕文明，以古希腊、古罗马为代表的西方古代文明主要属于游牧和商业文明。东西方文明的源头分别孕育了不同的医学，东方古代文明孕育了中医学，西方古代文明孕育了西医学。文化源头的差异是导致两种医学走向不同的发展道路的基础和关键，是导致两种医学在理论体系和临床实践中始终难以进行有效沟通与有机融合的根本。

## 一、中医文化源头——内陆文明

　　中医学起源于中国古代文明，具有极其鲜明的中国文化特征。独特的地理环境和文化氛围造成中医学和西医学具有明显的差异。

**1. 从地理位置看，中华古代文明属于内陆文明**

中华民族的地理生存空间如何？早在两千年前，战国时代的《尚书·禹贡》这样描述华夏民族的这片栖息地："东渐于海，西被于流沙，朔南暨，声教讫于四海。"司马迁的《史记》则这样描述一统天下的大秦帝国的领地："地东至海暨朝鲜，西至临洮、羌中，南至北向户，北据河为塞，并阴山至辽东。"这两段关于中国疆域的精确而概括性的描述，向我们清晰地展现了中华大地的地理位置和地形地貌。

中国的地形是一个四面封闭、整体联系很紧密的大陆。大陆的北方是蒙古高原，那里是难以跨越的千里戈壁，戈壁滩以北，则是茂密的西伯利亚原始森林，再往北则是北极冰原。因此，北路的交通充满了重重的阻碍。

大陆的西北方，以祁连山下的河西走廊为起点，其西是极其广袤而荒凉的茫茫沙漠，在大漠南北，更有天山、阿尔泰山、昆仑山等雪峰横亘。可见，中国通往西方的陆路交通是何等的艰险，不是张骞那样大智大勇的人是难以逾越的。尽管古人以极大的智慧和勇气开辟出了丝绸之路，并使之一度成为古代亚洲与欧洲之间、东亚与南亚次大陆之间交流的通道，但行路之难，难于上青天，因而所付出的代价是十分惨痛的。

至于西南方，则耸立着地球上最高大、最险峻的青藏高原。这片被称为"世界屋脊"的高原，平均海拔4000千米以上，全世界14座海拔8000千米以上的高峰，有8座矗立在这里。就陆路来说，中国的北、西北、西南三面都是难以通过的。

最后，再看中国的东面，面临的则是世界最大的海洋——太平洋，东面是大海，较少有半岛，也缺乏像英国那样的大岛屿（不列颠岛面积20万平方公里，台湾岛仅有3万平方公里）。对于古人来说，由于社会生产力低下，航海器具简陋，航海知识、技能有限，太平洋的浩瀚无际，波涛汹涌，凶险异常，同样是难以征服的障壁。

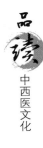

从上述的地理环境我们可以看到，古代中国，一面为浩瀚的大海所包围，另一面则被高山峻岭、戈壁荒漠所阻隔，造成了中华文化与其他文明古国相对隔绝的状态，从而造就了中华文明具有内向、稳定型的特征。由于高山、高原和浩阔太平洋的限制，在相当长的历史时期内，中国与世界其他高度发达的文明之间明显地相互隔绝、彼此独立着，使中国传统的文化和学术思想可以在原有的体系框架中持续地发展，而不至于中断或异化。所以，中国的传统文化和学术思想既有一脉相承、独立完整、日臻成熟、内容积累极为丰富的一面，又具有相对封闭、创新能力较弱的一面。

**2. 从地形面貌条件看，中华古代文明属于大河文明**

中国地域十分广大，腹里纵深，回旋广阔，地形、地貌、气候条件多样，物产资源异常丰富，形成了一种恢弘的地理环境空间，这是世界其他文明发祥地所不能比拟的。

中华文明是在适合农业耕作的大河流域诞生的。黄河流域是中华文明最重要的发祥地，由黄土高原和冲积平原组成。在这片七八十万平方公里的土地上，土地肥沃，自然生态环境良好，非常适合远古人类的生存。华夏先民在这里狩猎、放牧，进而发展农耕业，奠定了文明的根基。与此同时，中华文明的策源地又不仅仅限于黄河流域，长江流域、海河流域、淮河流域乃至辽河流域，以及西南的崇山峻岭间，也同样是中华文明的摇篮。这些区域的总面积大约有五百万平方公里。秦汉以后，先民们继续开疆辟土，进行民族交融，形成了土广民众的大帝国，经过唐、宋、元、明、清各代的漫长发展，终于形成了今日中国近一千万平方公里的广大领地。现在称作华北平原、长江中下游平原、黄土高原的地方构成古中国的中原地区，这个地区的地形条件非常好。华北与长江中下游地区都属于平原地形，只有较稀少的山脉。在一万年至一千年前，黄土高原也是比较平坦、植被丰富、易于远古人类开发和生存的地区。

中国的大河文明是发源于大江大河流域，中国古代居民大都聚集在大江大河流域进行生产劳动，生息繁衍。大江大河水利资源丰富，灌溉便利，沃野千里，地势平坦，平原多，山地少，内陆成片，土地相对肥沃，独特的农耕环境为人类的生存和发展创造了良好的条件。中华民族便把绝大部分的精力投入在土地之上，依靠广大的陆地和千万条河流的滋养哺育而生存和发展，并形成了以农耕为主要生产方式的大河文明。大江大河、大块平原等优厚的地理条件哺育了中华民族，大河流域成为中华民族文明的发源地。

**3. 从气候土壤条件看，中华古代文明属于农耕文明**

从地球经纬度看，中国黄河流域文明集中地分布在北回归线到北纬35°左右的南北十几个纬度范围内，由西向东一线摆开，形成一条狭长的地带。在此狭长地带的南面，是大片荒芜的沙漠和一望无际的海洋；在其北面，则是碧绿苍穹的欧亚大草原，在辽阔的大草原上生活着众多的游牧民族，他们追逐水草，依靠放牧而生。中国国土的大部分位于北半球的温带—暖温带地区，在这一地区形成了独特的温带和亚热带季风气候，冬冷夏热，冬干夏雨。这种雨热同季的气候特点对农业生产十分有利，冬季作物已收割或停止生长，一般并不需要太多水分，夏季作物生长旺盛，正是需要大量水分的季节。这里气候温和湿润，降水丰富，光热充足，适宜人类生存，利于农作物培植和生长，能够满足人们生存的基本需要。再加上大河上游高山积雪的融化，充沛的河水提供了丰富的水源，灌溉出肥沃的土壤，非常适合农业生产。在这样优厚的气候和土壤条件下，中华民族创造了高度发达的农耕文明。所以，中国自古就非常重视农业的发展，将农业提到了相当高的位置，古代中国一直走的是农业立国之路，农业在中国封建社会中占主导地位。

# 二、西医文化源头——海洋文明

西医学以古希腊、古罗马医学为基础，起源于西方文明，其源头是古希腊和古罗马文明，具有极其鲜明的西方文化特征。

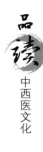
　　从西方文明发祥的大陆看，欧洲大陆本身就是亚欧大陆伸入大西洋中的一个大半岛。欧洲大陆海岸线长 37900 千米，海岸线切割最为厉害，多是半岛、岛屿、港湾和深入大陆的内海，是世界上海岸线最曲折的一个洲，从地理位置和气候条件看，海洋特征十分明显。

　　从西方文明发祥的地域看，欧洲人主要聚居在地中海地区，地中海是处于欧、亚、非三大陆地之间的陆间海，被称为"上帝遗忘在人间的脚盆"。地中海是一个内海，风平浪静如一个大湖，是环地中海亚非欧国家公共的交通水面，海岸曲折，岛屿密布，多良港，航海条件极好。地中海地区陆海交错、港湾纵横，海面大多时候波平浪静，为人航行海上从事商贸活动创造了得天独厚的地理条件。托尔在《古代船舶》一书中这样描述地中海："地中海是这样一个海，在这里用帆可能一连几天不能行驶，而用橹桨却很容易渡过平静的水域。"地中海人一旦懂得了用橹桨，就可以走进海洋，而在世界其他地方，人们必须耐心等待"帆"的出现。

　　从西方文明发祥的国家看，古希腊地处地中海东部，濒临爱琴海，犹如一个长楔子，深入到地中海中，周边有数百个岛屿密布，处于海洋的包围之中，海上交通极为方便。古代希腊包括希腊半岛本土、爱琴海地区和小亚细亚西海岸三个部分。

　　希腊半岛的陆地多是山脉或岛屿，森林茂密，丘陵遍布，地势崎岖不平，仅有小块的平原，又被难越的关山所阻隔，大河较少，土地贫瘠，多不适合种植粮食作物，农业发展条件较差。内陆因山脉阻隔，交通不便。

　　爱琴海是地中海的一部分，位于希腊半岛和小亚细亚半岛之间，海岸线非常曲折，港湾众多，岛屿星罗棋布。其间陆海交织，海水较浅且相对平静，海内任何部位距离陆地不过 50 海里，一旦风起云涌，船只可以随时返回港湾。

　　小亚细亚沿海地带土地肥沃，海岸曲折，多良港，岛屿众多，自然条件极为优越。

　　总之，古希腊的自然地理条件是多山环海，地势崎岖不平，地形险恶，全境 80% 以上布满巴尔干半岛特有的崇山峻岭和深峡险谷，仅在沿海有些平原，又为密集的高山峻岭所切割而十分零碎。全境也无一泻千里的大河提供灌溉、航运之利，仅有小块的平原又被山岭所阻隔。典型的地中海气候使希腊夏季虽有充沛热量，却极为干旱。冬天则细雨绵绵，缺乏热量。这样的气候不适合种植粮食作物，粮食产量不高，不能自给自足，而适合种植葡萄和橄榄。当地的人们要生存，势必向海上发展，只能通过从事商业活动和对外殖民活动发展海外贸易来解决人地矛盾和生存问题。

# 三、两种文明源头的文化差异性

文明有多种划分法。按照生成地域划分，文明可以分为大陆文明（大河文明）与海洋文明，大陆文明（大河文明）是指以大陆（大河）为生成背景的文明，海洋文明是指以海洋为生成背景的文明；按照色彩差异划分，文明可以分为黄色文明、蓝色文明、黑色文明和绿色文明，"蓝色文明"指以海洋为基础的文明，"黄色文明"是以农业为基础的文明，"黑色文明"是以工业为基础的文明，"绿色文明"是目前流行的以环保为主题的文明；按生产力（技术）水平划分，文明可以分为农耕文明、工业文明和信息文明。由于发祥地的自然地理环境不同，造成了不同文明在发展过程中出现很大的差异。地理环境、自然资源的差异性，是人类分工的自然基础，它造成世界各民族物质生产方式的差异。而生产方式的差异又导致了文化类型的不同，直接影响各地域民族的生活方式、思维方式和价值取向。

中国地处内陆，地理环境相对封闭，以自然经济的生产方式为主，在本质上属于内陆文明，生活方式相对稳定——日出而作，日落而息，凿井而饮，耕田而食，男耕女织，世代相传。表现出保守性、内向性、知足常乐的性格特征，缺乏创新精神。注重整体价值，看重亲情、血缘关系。富于人情味，崇尚以和为贵。思维方式较内敛，不好张扬。长于形象思维，善于综合。在天人关系上，强调天人合一、敬畏自然、顺应自然。

西方文明发祥于浩森无垠的地中海，地中海地区的民族较早摆脱农业，以海上航运、海外贸易为主要的经济生活，在本质上则是一种海洋文明。人类从陆地进入海洋，本身就意味着一种挑战，征服海洋会培养和激发人的创新和进取精神。海洋文明是外向拓展型文化，向外拓展和商业贸易，表现为征服、殖民、开拓、进取、冒险，不会满足于现状，有着拓展的眼光，去接触、尝试和征服新发现的事物。崇尚丛林法则，崇尚个人力量，信奉竞争生存的斗争哲学，带有强烈扩张主义、重商主义和物质享受主义色彩。把个体主业看作是其核心价值，主要表现为追求个人自由、个人自立、自由思考和选择。黑格尔在《历史哲学》中热情洋溢地盛赞大海："大海给了我们茫茫无定、浩浩无际和渺渺无限的观念，人类在大海的无限里感到他自己的无限的时候，他们就会被激起勇气，要去超越那有限的一切。大海邀请人类从事征服，从事掠夺，但同时也鼓励人类追求利润，从事商业……平凡的土地、平凡的平原流域把人类束缚在土地上，把他卷入无限的依赖里边，而大海却挟着人类超越了那些思想和行动的有限圈子……他便是从一片牢固的陆地上，移到一片不稳的海面上，随身带着他那人造的地盘，船——这个海上的天鹅，它以敏捷巧妙的动作，破浪而前，凌波以行。"黑格尔不仅唱出了一曲西方人的海洋颂，也道出了海洋民族的禀性和特征。

人类文明的产生是多元的，大陆文明与海洋文明尽管存在着明显的差异，但是在整体上并没有文野之分，也无高下之别，两者彼此取长补短，彼此互动，在相互冲突中前进，在交融中发展，都对世界文明的发展产生重要影响，都是人类共有的不可缺少的珍贵遗产。

# 文化背景——农业文明与工业文明

　　中西医兴起于不同的文化背景——中医兴起于农业文明，西医兴起于工业文明。

　　中西医学在早期都共同经历了起源阶段、巫史医学、经验医学等阶段。总体上看，13世纪以前的中国医学一直处于世界领先地位，远远领先于西方医学。然而文艺复兴以后，欧洲自然科学发生了飞跃式的发展，自然科学的发展带动了医学的发展，西医开始大踏步地前进。此时，中医虽然也在缓慢地发展，但是与西医的差距不断被拉开。中西医学两种不同的发展轨迹与两种文化有着密切的关联，中医根植于农业文化，而西医兴起于工业文化，两种文化造成的思维习惯、认知等方面有诸多不同。

## 一、农业社会与工业社会的生活方式

### （一）农业社会与工业社会的生活模式

　　"男耕女织""日出而作，日落而息"是中国古代劳动人民基本的生活模式，世世代代，年复一年地从事简单的再生产。人们之间"鸡犬之声相闻，老死不相往来"，人与人之间，地区与地区之间的互相交流甚少。

农业社会的一个重要特点是自给自足，在一个固定的场所，按照一个相对确定的时间，种植适合本地区的农作物，这使得人们在一个极其狭小的范围内交往就能得到满足。人们每天都在同一个地方共同劳作，很少需要到外面的世界。一个村庄，一个地区，乃至整个国家的对外交流都很少，这也造就了唯我独尊的心态。生产的确定性带来的是社会关系的确定性。从横向的社会关系来看，一代人之间的关系是确定的，身份、辈分严格界定，要严格地恪守礼仪，不可逾越。从纵向的历史角度来看，下一代与上一代的生活模式基本上相差无几，遵循祖制，不可变更。生产和社会关系的确定性造成社会结构的超稳定性。这种超稳定性表现在医学上就是《黄帝内经》（以下简称《内经》）《伤寒论》等被树立为经典，两千多年来未有改变，新的思想一旦萌芽就被群而攻之，惨遭扼杀。相对而言，西方由于商业流通的特性，形成了思想开放，不拘泥于一方，积极拓展，热烈好动的方式，在医学上也表现为开放式的体系，能够不断地融合新的思想、新的发明和创造。

（二）农业社会与工业社会的社会结构

在农耕社会里，洪水经常泛滥，如何治水是人们生存的一大考验。面对灾情，一家一户的力量是弱小的，无法战胜肆虐的洪水，人们必须共同合作，互相帮助。人们通常会寻求与自己同一血缘的宗族成员为合作对象，于是人们聚族而居，进行广泛的联合。在大禹治水的时代，这种以宗族为基础的宗法社会机制就开始酝酿，夏商时代，各种宗族及等级制度得到完善和发展。

西周时期，宗法制最终形成，天子是全国最大的"大宗"，各级"小宗"必须结合在天子周围，对天子无限崇敬，这就是"敬宗"。其他各级宗族成员都要以各级"宗子"为核心，表示"尊祖"和"敬宗"。从家庭中依赖父母到宗族中依靠长辈，再到国家中依赖天子，形成了独具特色的，以血缘为纽带的"家国一体"的宗法社会。血缘促成共同利益的高度一致，从而产生强烈的排他性，小到对外姓氏族的排斥，大到对异邦势力的抗拒。这种宗法意识深刻地影响国人的性格和文化，在医学上的体现就是"上以疗君亲之疾"，要事君、要奉亲、要嗣子，并以此为出发点。在医业的继承与人才培养方面，则表现出承启家学、秘不外授、世代相传等特点，这限制了中医学的发扬光大，也导致许多优秀的中医文化遗产中途失传，后继无人。

在中国的农耕文明形态中，个体力量弱小，而王权强大，这也就为专制主义埋下了伏笔。在血缘宗族或宗派集团社会里，最高统治集团可以随意剥夺其他集团的利益，而不受到任何外部力量的制约。最高集团的意志高于法律，他们可以任意利用法律、破坏法律，法律仅是他们手上的一种工具。医家作为独立的个人，他们的命运操纵在最高统治者手中，有许多优秀的医家被最高统治者所杀害，如《吕氏春秋·至忠》记载文挚用激怒的办法治好了齐王的病，最后被齐王所杀；三国时期名医华佗被曹操所杀等。名医被害，这本身就是对医学的重大摧残。

工业与商业紧密联系，在商业活动中，人们作为经济活动的主体，独立地开展经济活动，他们拥有一定的私有财产，没有基于经济关系而产生的人身依附关系，个人与个人之间是协商或契约关系。人有独立意识，会为维护自己的合法权益而斗争。法律是社会管理的基本手段，法律具有至高无上的权威，任何个人或集团都不能凌驾其上，法治追求民主、平等和社会的公平正义。在雅典，全体自由的成年男子均可参加作为国家最高权力机关的公民大会，讨论和决定国家的重大事情，国家尊重公民独立的人格，并保证和发展公民的个性。民主政治的发展保障了医家的生命不被随意剥夺，同时促进了商业的繁荣，为医学的发展创造了条件。

（三）农业社会与工业社会对商业的态度

农耕社会中，农业是决定性的生产部门，农业提供给人们最基本的

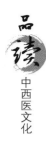

生产和生活资料，农业经济状况直接关系到国家经济状况、国家财政状况和国家盛衰存亡，历代统治者对此形成明确的认识。统治者把发展农业作为国家大事来抓，采取鼓励、督促农业发展的诸多措施，推动农业生产的发展。统治者将农民固定在土地之上和村落之中，防止农民弃农经商，减少社会流动性，使农村局势稳定。农村稳定就是社会基层稳定，社会基层稳定就是国家统治基础稳定。统治者认为，工商业者积累起巨额财富，富比王侯，对国家的等级秩序、统治秩序造成了强烈冲击。发展工商业还会加剧劳动力从土地上流失，引发农民弃农从商，破坏社会经济基础，造成种种社会问题。因此，重农抑商、以农立国就成为中国封建社会的治国主张。

中国古代把民众分为四民，即士、农、工、商。士排在第一位，"万般皆下品，唯有读书高"，通过读书科举就可以飞黄腾达，光宗耀祖。农排第二，"仓廪实而知礼节"，"民以食为天"。工排第三，商排第四。由于政府对商业的抑制，商人地位低下，中国的商品经济始终发展不起来。到了明清时期，中国资本主义萌芽已经出现，而统治阶级依然坚持"重农抑商"的政策，推行一系列不利于资本主义发展的措施。这些做法，违反了经济发展的客观规律，导致了国家的落后。

西方向来就有重商的传统，古希腊雅典时期，统治阶级出台各种有利商业发展的政策。15世纪末，资本主义生产关系在西欧开始萌芽和成长，西欧一些国家建立起封建专制的中央集权国家，运用国家力量支持商业资本的发展。

重商的传统推动了西方资本主义发展，不仅使得社会财富空前增加，而且带动了科学技术飞跃式的提高，科学技术的进步又推动了工业快速发展。瓦特发明蒸汽机，蒸汽机带动着纺织机、鼓风机、抽水机、磨粉机，创造出前人难以想象的技术奇迹。它使纺织业、冶金业、采矿业和机械制造业等繁荣起来，也使轮船、火车、汽车和飞机的发明成为现实。自然不再能羁绊人们的脚步，人们不需再顺应自然的形式要求而劳作，而可以运用复杂的物质工具来延伸人的物质能力。如望远镜、显微镜、温度计等的发明，使人们对现象的认识进入到更加细节的程度，加深了对自然的认识。医学领域得到迅猛的发展，19世纪末，X射线的发现对临床诊断与治疗起到了很大的作用，电子显微镜的发明使人们对生命的认识深入到超微结构，为病毒形态学研究开辟了一个新的领域，现代医学的每一个进步都与现代科学技术的进步有着极为密切的关系。

反观农业社会，主要依靠人力、畜力，运用简单的劳动工具就可以进行生产，生产效率极其低下，通过生产提供给人们的物质产品是极其有限的。这就要求人们节制自己的欲望，不能随心所欲地进行消费，自己的生活要与自己的物质生活资源相适应。农耕文明对物质资源的开发利用程度极低，对自然开发极少，不能运用复杂的物质工具来延伸人们的能力。中国的科学技术重于经验、继承和积累，对历代资料重于收集与整理。农耕文明缺乏物质实力，在医学上表现为上千年来仍然沿用传统望、闻、问、切等手段来确定病情，现代科学技术没有运用到医学中来。

## 二、农业文化与工业文化的思维与认知

### （一）两种文化对世界的认知不同

中国是一个农业国家，近代以前，由于国力强盛，中国文化中产生了强烈的"中央观念"，认为中国是"天下之中也"，是世界的政治、经济、文化中心，在各个方面领先于周边"蛮夷"，形成夜郎自大、闭关锁国的心理定势。中国与周边国家不是对等的国与国外交关系，而是宗藩关系。中国以宗主国、天朝上国自居，中国周边的各小国如朝鲜、琉球、安南、暹罗、苏禄等定期向中国朝贡，成为中国的藩属国，各藩国都有

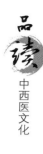

自己独立的行政系统和政治制度，中国并不干预其内政。早期来华的意大利传教士利玛窦遵照明朝万历皇帝的吩咐，于1602年绘制了一张《坤舆万国全图》大地图，特意将中国绘在世界地图的中央。《坤舆万国全图》是国内现存最早的，也是唯一的一幅据刻本摹绘的世界地图。

工业文明与商业文化紧密相连，商业文化很少有中央观念，只要有利润，有市场，就可以四处拓展，他们的主流文化处于一种动态和开放的状况。这种文化，扩大了人们对世界的认知。文艺复兴时期，很多学者相信地球是圆的，可是没有人去证实。1519～1522年，葡萄牙人麦哲伦的船队完成了人类历史上第一次环球航行，它以无可辩驳的事实向全人类证明了地球是圆形的说法，在地理学和航海史上产生了一场革命。麦哲伦的航行也证明了地球表面大部分地区不是陆地，而是海洋，世界各地的海洋不是相互隔离的，而是一个统一的完整水域。

由于盲目自大，视野狭窄，我们对世界的认知有很大的局限性。医学上，我们认为中医是世界上最完美、最优秀的医学，我们的祖先已经打下了基础，建好了大厦，不容一点质疑，不能半点改变，只需不断完善。固步自封，惰性十足的心态，使我们错过了及时吸收外来优秀医学文化，获得长足发展的契机。

（二）两种文化对自然的态度不同

农业文明强调的是天人合一，农耕生活要求天时地利，顺应自然规律，在此前提下发挥人的有限作用，达到人与自然的和谐，人类才得以生存并繁衍。人生活在自给自足的状态中，人的心灵与自然万物的生命精神互相交融、互相滋养。因此，人类必须保护大自然的原生状态。中华文明是自给自足的农业文明，没有向外的需求，具有和平主义精神，不仅崇尚人与自然的和谐，同时倡导人与人、国与国间的和谐。

中国文化的各家各派对人与自然和谐的关系，也大加提倡。儒家提倡仁民爱物，道家提倡自然无为，佛家提倡不杀生。道家将自然界作为人类精神生活的天地，采取了顺应自然的行为方式。道家思想在中医治疗理论、方法等许多方面都得以体现。如中药治病强调"天人合一"的整体观，要求顺应自然，诊断病情凭医生的感觉，治疗用的是草药，甚至可以与疾病和平共处等。

此外，农业文明中有"敬畏天地"的意识。对农业文明而言，无论怎样改进生产工具和生产环境，都收效甚微。因此，人们对发明或使用工具的重视程度不高，而把重点放在如何顺应和祈求自然方面。

在西方工业文明中，强调提高技能和改进工具，去认识自然、改造自然、征服自然。人类可以按自己的要求去改变自然系统，营造适合人类生存的环境。与农业文明崇尚和谐不同，西方工业文明崇尚冲突和竞争，对外具有强烈的扩张欲，因为商业资本需要市场，需要资源。医学上，西方没有与疾病和平共处的观念，只要求彻底杀死病菌，治好疾病。

## （三）两种文化对人们性格的塑造不同

农耕民族在无力与自然抗衡的状态下，降低了认识和征服自然的欲望，"无为"的思想得以广泛传播。老子说："塞其兑，闭其门，终身不勤。开其兑，济其事，终身不救。"塞住欲念的孔穴，闭起欲念的门径，终身都不会有烦扰之事。如果打开欲念的孔穴，就会增添纷杂的事件，终身都不可救治。因此他反对认识自然，探索客观世界。道家思想是《内经》的主要源头之一，道家的态度和方法对中医产生了深远而复杂的影响，使中医缺少了那种勇于创新、突破自我的决心和果断。

农耕的稳定性还使人们形成了安土重迁的观念，人们习惯于在一个地方生存，有着浓厚的乡土情结。任何一次出门远行都会被极其重视，更不用说迁都之类的重大事件了。另一个重要的心理文化特质是求安稳，反对冒险，对新鲜事物接受缓慢甚至排斥，中庸不仅仅是一种学问，更是一种生活态度。中医在几千年的发展历程中不是没有新思想、新观念、新方法，只不过有的创新在刚开始萌芽时就惨遭扼杀。

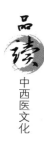

商业追求的是利润，要得到和扩大利益，全靠自己的智慧、力量和胆识，只有勇敢者才能在残酷的竞争中最后生存下来，而胆小、懦弱者没有生存的空间，商业活动造就了探索和冒险精神。医学上，西医呈现出开放状态，任何新思想、新观念、新方法只要有利于发展，就会被兼容并包，不惧怕创新会动摇原有大厦的基础。创新和冒险给西方医学提供了不竭的动力。

商业的高度发达使得财富剧增。解决了温饱问题后，人们有时间和精力去思考更多的事情。追溯到古希腊时代，那时经济相当发达，人们通过航海和战争获得了大量财富。战争也提供了大量的奴隶，公元4世纪后半期，雅典约有40万人，其中奴隶占了一半。经济生活高度繁荣，使人们有条件去创造更多的精神财富，产生了光辉灿烂的希腊文化，对后世有深远的影响。古希腊人在哲学思想、历史、建筑、科学、文学、戏剧、雕塑、医学等诸多方面有很深的造诣。这一文明遗产在古希腊灭亡后，被古罗马人破坏性地延续下去，从而成为整个西方文明的精神源泉。

### （四）两种文化的"义""利"观不同

西方商业的繁荣使得功利主义思想盛行。古希腊思想家色诺芬首次明确用功利主义解释财富："凡是有利的东西就是财富。而有害的东西就不是财富"。亚里士多德在《政治论》中认为，人的主要目的是实现自己的各种才能，而这必须有闲暇时间和足够的财富才能保证。西方最早的法典《汉谟拉比大法典》中就有保护私有财产的条款。到了15世纪，西欧商品经济日益发展起来，重商主义思想深入人心，一切经济活动和国家政策都是为了攫取金银，增加财富。财富除了带给人们良好的生活，也是社会地位的象征。随着财富的增长，人们可以实现自己心目中的幸福，这种对物质利益的追求和膜拜造成了利益至上义利观。商业赢利的原则使西方在"义""利"之间，更重"利"，这看起来虽然丑恶，但是却是一种强有力的激励因素，推动着整个西方社会，包括医学在内的发展。

小农基础上的中国文化对义与利又是另一种观念。孔子曰："君子喻于义，小人喻于利。"孟子曰："何必曰利，惟有仁义而已矣。"他认为，为维护正义，士人君子应当做到"富贵不能淫，贫贱不能移，威武不能屈"。朱熹沿袭孔孟的思想，主张重义轻利，强调"正其义不谋其利，明其道不计其功"。他要求人们将"义"放在第一位，批评那种自私自利的思想。中国古代的社会以"仁、义、礼、智、信"为道德标准，而"义"是其中心。在中国社会，国家推崇的是大一统，人与自然关系中推尚的是"天人合一"，这要求群体关系的和谐性，而且群体利益高于个人利益。中国传统文化的重义轻利特点虽对伦理道德发展起着积极的作用，却对封建社会的商品经济形成了一种桎梏。如在医学上，我们强调医德的高尚，使得医疗实践仅仅满足于一种道德上的无形需求，而缺乏功利方面实实在在的激励。

## （五）两种文化体证与认知不同

中华农耕文明是在自然的状态中生存，我们更多的是受自然的制约，与西方文明相比，缺少了改造世界的使命。在农耕生活和血缘宗族的关系中，更多是强调自我内心的反省，如"去蔽""克己""省察"等。老子称"为学日益，为道日损。损之又损，以至于无为"。庄子称"堕肢体，黜聪明，离形去知，同于大通"。孔孟主张"克己复礼"。人们依照习俗、经验、传统，凭感情、良知、感觉去行事做人，无须开动脑筋去认识自然，对自然做出准确的认识和判断，当然也更无须按照自己的意图去改造自然。中国传统文化强调"形而上学"，"重天理人伦而轻物器之性"，把探讨的重点放在政治伦理道德上，应用科学技术的发明则被视为"奇技淫巧""雕虫小技"，不屑一顾。中医学界则表现出重神轻形的价值取向。中医的藏象学说、气血津液、经络学说等一整套理论、概念

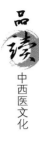

并不要求从形态结构和物质实体类给予证明，导致中医的思维方法倾向于直觉、顿悟等，表现出浓厚的思辨色彩。由于不重视对微观机制和形态结构的研究分析，中医学在解剖形态方面发展缓慢。

在商业活动中，人们要开拓，要创新，要改造自然，首先必须认识自然。人们不能仅仅凭着以往的经验对物质的客体进行认知，必须根据客观事实，开动脑筋进行思考，发明仪器进行深入的探究，这培养了人们的认识习惯，提高了人们的认知能力。希腊人认为：古往今来的一切哲理探究均起源于对自然万物的惊异和好奇，都是满足人自身愿望的一类行为。这种观念也使得医学家们意识到唯有熟知人体内部构造，熟知人体生命规律才能从事医疗活动，使西方的解剖学飞速发展。

# 三、两种文化背景下的医学

再一次纵观中医学的发展，我们不难发现，中医学术体系在开始时活力四射，充满朝气，领跑世界，在中期时仍然繁荣昌盛，但后来的发展却呈凝滞僵化的态势。

从中西医学源头上来看，二者与巫术都有着不可分割的渊源，巫医同源，这是不争的事实。西汉刘向在《说苑》中对上古时期巫医治病的盛况进行了记载："上古之为医者曰苗父，苗父之为医也，以菅为席，以刍为狗，北面而祝，发十言耳，诸扶而来者，舆而来者，皆平复如初。"意思是说，苗父是一个医生，他用菅草编成席子，供病人和自己坐卧用，又把稻草扎成狗的模样。对于前来求助的病人，他拿起一只草狗，面对北方，口中念念有词，但每一次治病都只念十个字。无论是扶着来的，还是抬着来的病人，立刻就能康复如初。从上述记载可以看出当时巫医治病的方式。

到了西周时期，先后设置有巫医、针巫等官职，巫与医开始分离。

《周礼》把"医师"列入"天官冢宰"管辖，而"巫祝"列入"春官大宗伯"职官中，专职医生开始出现。

中西古代医学真正确立的时间应该是《内经》成书时和希波克拉底时代，《内经》和《希波克拉底文集》代表中西医学史上第一座高峰。《内经》与《希波克拉底文集》都借助了哲学的理论，以临床为基础，构建了各自的医学理论体系，两者在方法论和思维方式上有许多相似之处，但是也存在着不可忽视的差异，就是这差异，在不同的社会政治、经济、文化等作用下，发展出截然不同的两种医学体系。公元 2 世纪，中国和西方同时诞生了张仲景和盖仑两位医学巨人，分别被尊称为"医圣"和"医王"。盖仑注重探索人体结构和功能，他曾经通过离体心脏实验，考察心搏肌的生理，也曾经用动物解剖证明输尿管的位置，他的方法引导西方医学迈入以实验分析为主要手段的历程；而张仲景关注具体疾病的防治，《伤寒杂病论》并不以解剖学为指导，而在《内经》基础上对人体进行宏观研究，其辨证论治基本原则被一代代传承下来。张仲景和盖仑在科学方法论、动机结构等方面已经毫无相似之处。

14 世纪末和 15 世纪初对中西医学来说，都是一个重要的分水岭。经过漫长的中世纪，西方开始文艺复兴运动，新兴的资产阶级知识分子借助研究古希腊、古罗马的艺术文化宣传人文精神。这一时期，知识得到重视，科学精神得以建立。1543 年，波兰天文学家哥白尼出版了《天体运行论》，日心说从根本上动摇了神学的宇宙体系。这年，维萨里的《人体的构造》问世了，他在人类历史上第一次根据实验的结果系统地揭示了人体结构，奠定了解剖学的基础。1628 年，英国人威廉·哈维在《心血运动论》中提出了血液循环的理论，指出全身的血液是由心脏的类似泵的作用推动，通过血管系统进行循环的。西方医学冲破宗教的黑暗势力开始迅猛发展，医学成为一门实验科学，而近代科学技术的发展又不断为医学输入新鲜的血液，两者相得益彰。

文艺复兴与我国明朝的中、晚期同时，与西方医学的生机勃勃、突

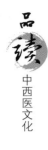

飞猛进相比，中国的医学体系已经达到了完美的境地，日趋保守。此时，思辨的思维方式被人们熟练运用，阴阳五行学术体系已经成熟，任何新思想、新观念挑战这一庞大的体系，必然会遭到群起而攻之，或者被重新包装，纳入到现有的体系中来。文化是一个民族标识和延续的重要因素之一，可是深厚的文化积淀有时反成为继续前行的阻碍，中西医学开始在各自的道路上分道扬镳，差距日增。

综上，医学是中国传统文化的一个缩影。中国古代创造了辉煌灿烂的文化，领先于世界，特别在唐朝时期，社会经济繁荣，文化高度发展，国力强盛，中国是当时世界上最先进的国家，处于世界历史的先导地位。进入近代以后，我们在各个领域远远落后于西方。对这一现象，许多学者都从各个方面进行探讨。学者钱穆曾认为，西方文化属于游牧商业文化，中国文化是农耕文化的典型代表。人类智慧在不同的生活环境中得到历练，便有不同的产物。农耕民族依恋土地，重农轻商，居安思稳。工业文明与商业文明有着紧密的联系，商业文化则有更多的开拓性、创新性和进取性。回归到医学方面，我们可以看出，正是由于文化背景的不同，催生了两者在思维、认知和方法论上的重大不同，导致两者在不同的轨迹上朝着不同的方向发展，从而产生出截然不同的医学体系。相比较而言，西方医学是一种集多民族精华于一体的开放型体系，方法不断创新，理论不断更替，展现出强大的生命力，近代科学技术的发展又为西方医学的迅猛发展插上一双翅膀。此时的中医虽在缓慢发展，但已日趋僵化，固步自封。

第二篇

体悟中西医文化精神

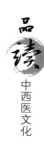

# 元气论与原子论

　　人类总试图在纷繁复杂的现象背后寻找一种统一的东西，在复杂的多样性中揭示出单一的原初性。古希腊哲学家将世界的本原分别归结为水、气、火等具体物质形态的东西，印度古代有地、火、水、风四大元素之说。同样，中国古代哲学家也做了种种尝试，最终选择了元气作为宇宙生成与生命起源的本原。元气是中国古代哲学、医学乃至整个民族传统文化中最基本、最独特的范畴，是中医理论与中国古代哲学的本质结合点。因此，开展元气论的研究，对于中医药学的科学诠释及学术发展都具有重要的意义。著名哲学家张岱年先生曾认为："西洋哲学中之原子论，谓一切气皆微小固体而成；中国哲学中元气论，则谓一切固体皆是气之凝结，亦可谓造成一种对照。"

# 一、元气论与中医学

## （一）东方的"元气论"

### 1. 生态学之气

　　在中华传统文化里，几乎处处都有气的内容，在一定意义上说，中华文化可称为气文化。

中华气文化始于生态学之气，生态学之气表现在三个方面：一是与风、云雾及寒暖气候等自然界之空气、气体的认识有关；二是火的应用，使人们认识到蒸气、烟气、火气；三是与人体呼吸之气及热气有关。气的概念源于"云气说"，云气是气的本始意义，如《说文解字》说："气，云气也。"气为风雨雾等自然界的气体存在物，如：云气、水蒸气、烟气、呼吸之气、风等。古代先哲们运用"观物取象"的思维方法，"近取诸身，远取诸物"，将直接观察到的云气、风气、水气以及呼吸之气等加以概括、提炼，抽象出气的一般概念。

从地理环境角度来看，中国地处欧亚板块，温带区域最广，大部分面积属高山平原，只有东部、南部临海，中华文明发祥地黄河、淮河流域平原土质松软，雨量充足，为农业的发展提供了优良的条件，所以，中国自古以来就以农立国，农耕经济是中国文化起步与发展的沃土。农业生产、庄稼的生长成熟与自然界的风雨光照关系极为密切。古代先哲们在日常对自然现象的观察与体验中，发现了天空中的白云，体验到了风的流动。云在风的吹动下，或升或降，或聚或散，变化无穷。天地间的这种升降聚散氤氲之气，即是云气。风的流动，云的聚散，能引起自然界中各种各样的变化。风吹云聚，可致雷鸣闪电和雨，雨水可孕育万物，而雷鸣闪电及狂风暴雨又可毁坏自然界的万物。春风吹拂，沛雨时降，自然界的万物开始呈现生机，农作物也开始萌芽。经过长期的观察思考，人们在"风"（雨）和自然万物的生长之间建立了关联，认为是"风"推动了万物的生长收藏，而风是气的别名，这是导出"气"的概念的一种原因。进而，人们观察到天空中飘动的云气、地面上升的水汽，这样就可能形成气弥漫整个世界并推动万物生长变化的思想。这是人们通过"远取诸物"对自然界现象进行观察思考获得的想法。同时，人们又通过"近取诸身"对自身生命生理现象进行观察，确信了气的重要性。日常生活中，人们最容易观察的就是呼吸之气，人只要活着，就需要呼吸，并且时刻不停。在寒冷的天气，呼出的气受到冷空气作用，

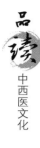

变成白色水蒸气，更容易观察到。而且，人们还观察到，人的胸腹的扩张与收缩推动了气的出入，人一旦死去，胸腹运动停止了，呼吸就立刻停止了；当人生病时，有时人的呼吸暂时停止也会使人昏厥。这样，人们就产生了气是人生存的原动力的思想。这时，"气"还是生态学意义的气，称为生态之气，还没有上升到哲学之气，是中国先民们对于自然界云烟等的直接观察，或人自身的呼吸等的直接经验，是象形直觉思维的结果。

**2. 哲学之气**

同任何事物一样，"气"作为一个哲学范畴，有其产生和发展、演变的漫长过程。经过春秋以前漫长时期的"近取诸身""远取诸物"，通过对自然界的云气、雾气、风气、寒暖之气和生活中的烟气、蒸汽及自身气息的观察思考，人们认为万物皆有气，气是决定万物存在发展与消亡的动力，逐渐形成了"气"这一描述世界存在与发展普遍原理的观念。在气之概念的形成过程中，先秦先哲们抽象出冲气、天地之气、阴阳之气、五行之气、自然之气、浩然之气、精气等不同概念，但最终被两汉时期的"元气说"所同化，发展为"元气一元论"。

古代哲学中的"气论"是研究气的内涵、运动规律，并用以阐释宇宙的本原及其发展变化的一种哲学思想。认为气是宇宙的构成本原，宇宙万物和人都由气化生，并将最原始的物质定义为"元气"，气是生命的本质。所以，"气"在中国文化史上有着举足轻重的地位，从某种意义上说，中国文化就是"气文化"。

（1）气是指天地阴阳之气 气的原始意义是烟气、蒸气、云气、雾气、风气、寒暖之气、呼吸之气等气体状态的物质。哲学上具有普遍意义的气便是从这些具体的可以直接感觉到的物质升华发展而来。气作为生命哲学的概念，最早见于《国语·周语上》："幽王二年，西周三川皆震。伯阳父曰：周将亡矣！夫天地之气，不失其序；若过其序，民乱之也。阴伏而不能出，阳迫而不能蒸，于是有地震。今三川实震，是阳失其所而镇阴也。阳失而在阴，川源必塞。源塞，国必亡。"伯阳父以天地之气——阴阳二气解释地震起因。这里的气指天地之气、阴阳之气，已从表示具体的可以直接感觉到的存在物演变为抽象的哲学概念，气成了天地运动的决定力量。尔后的《周易》则将阴阳二气用于阐释世间万物，形成完整的阴阳系统。《周易》主要是在《易传·咸》中以阴阳二气交感论阴阳二气与人体的关系，如其中"咸，感也。柔上而刚下，二气感应以相与"，论述阴阳二气交感是万物化生的根本条件，强调"一阴一阳谓之道"，世界一切皆可由阴阳二气所支配。自然界属"天"，社会属"人"，用"气"来解释天、人和天人关系，这是气论哲学的本质所在，气论哲学即发轫于此。其中的"气"指天地之气、阴阳之气，气已从具体的存在物演变为一个抽象的具有哲学意味的概念。

（2）气是指冲气　冲气即阴阳冲和之气，如《老子·四十二章》说："万物负阴而抱阳，冲气以为和。"冲气是宇宙万物的生长发育之源，阴阳对立，统一于气，万物当然也包括人在内。

（3）气是指浩然之气　各家"气"说，皆是针对天地万物所说，乃实实在在的物质之气，唯有孟子赋予气以道德的意义，形成道德性的浩然之气说。孟子提出"气，体之充也"，认为浩然之气可以抵御外邪的作用，并且强调浩然之气具有可养性，要求人们把"好色""好物"等形而下的欲望收回去，清除思想意识中追逐声色货利、耳目之欲的那些浅表层次的东西，养成"尽心、知性、知天"的浩然之气。

（4）气是指精气　先秦时期，老子对于生命起源已经有所认识，提出了"道生一，一生二，二生三，三生万物"，指出道乃天地万物产生之根本。在老子那里，"道"的本身就是"气"，而气是生生不息的，"道"虽然是更原始的、最基本的东西，是万物之本源，但"道"和"气"也是有关联的。《管子》继承和发展了老子的道、气说，并改造了老子的道，提出了"精气说"，《管子》曰："凡物之精，此则为生。下生五谷，上为列星，流于天地之间，谓之鬼神，藏于胸中谓之圣人。"

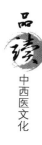

天地万物由于有了精气才交错而生。在地上，气生五谷；在天上，气生星辰；游动于天地之间的气生成了鬼神。精气藏于人心，则成为圣人。可见，《管子》认为气是万物之源，也是生命的本源。故现有人认为，《管子》始创精气说，他对老子的"道"为万物之源进行了改造，认为精气才是万物之源。作为万物之源的精气是气之精者，它是一种极细微的物质，没有固定的形式，广泛地存在于天地之间，"道在天地之间也，其大无外，其小无内"（《管子·心术上》），并且流动变化而产生出各种具体的东西。《管子》的精气说论述了人亦由气所化生，即其《水地篇》中所载"人水也，男女精气合，而水流行"，具体地论述了人产生之道，点明此"精气"非一般之气，乃"气之精者"，正式确立精气一说。同时，《内业篇》还有"精存自生，其外安荣，内脏以为泉源，浩然和平以为气渊，渊之不涸，四肢乃固，泉之不竭，九窍遂通"之语，认为精气不仅与人的生命起源有关，更可以维持人体相对的稳定平衡，是人体正常生理活动的源泉。《内经》取其生命本源乃精气的理论，在此基础上着重探讨人体生命的过程，有诸如《素问·宝命全形论》"人以天地之气生"、《素问·金匮真言论》"夫精者，生之本也"等多处与精气生命起源密切相关的语句，说明精气是构成生命的原动力，是繁衍生殖的物质基础，确立了精气为生命之本的理论。此外，《内经》将《管子》所论及精气在体内的作用进一步发挥，如在《素问·上古天真论》中有"丈夫八岁，肾气实，发长齿更……七八，肝气衰，筋不能动，天癸竭，精少，肾脏衰，形体皆极。八八，则齿发去。天地之精气皆竭矣"，说明精气对人的重要性，认为精气在人一世中的生老病死生命规律中皆起主导作用。《内经》除了有两百多处论及"精"或"精气"，更由此衍生出一系列诸如神气、血气、脉气、津气等狭义而具体的气，构成了日后中医的精气学说系统。

（5）气是指五行之气　《白虎通》认为，五行之气由宇宙中的"混沌"一气所分，如该书《天地》说："混沌相连，视之不见，听之不闻，然后剖判，清浊既分，精曜出布，庶物施生，精者为三光，号者为五行。"五行最初为"五方""五材"之义，至《尚书》曰"一曰水，二曰火，三曰木，四曰金，五曰土"，对五行特性有了一定的概括，其后虽有邹衍的"五德始终说"论及五行间关系，但真正将五行说说透，形成系统的"五行之气"一说，却是汉初大儒董仲舒。古代朴素唯物主义者认为，宇宙间一切有形之物都来源于无形之"气"。《春秋繁露·五行相生》言："天地之气，合而为一，分为阴阳，判为四时，列为五行"。可见董仲舒将原本实实在在的"五材"上升为五行之气，与阴阳之气并列，都是天地之气所分化，且在邹衍"五行相胜说"基础上首创五行相生说，如《五行之义》言："木生火，火生土，土生金，金生水，水生木"，自此确定了"比相生，间相胜"的五行之序，形成真正意义上的五行之气说。

**3. 元气论**

在气之概念的形成过程中，先秦先哲们抽象出冲气、天地之气、阴阳之气、五行之气、自然之气、浩然之气、精气等不同概念，但最终被两汉时期的"元气说"所同化，发展为"元气论"。西汉后期，在对天人宇宙原始性的探求中，设定了"元"的概念，把"元"作为气之始，把元气设定为具象世界阴阳二气所具有活力的根源。

元气论认为，元气是哲学逻辑结构的最高范畴，是构成宇宙万物的最原始的本原，在元气之上，没有"道""太极"等的存在。因而凡将气作为宇宙最初本原的哲学思想，皆可称为"元气论"或"元气一元论"或"气一元论"或"气本原论"。

"元气说"始于西汉时期董仲舒的《春秋繁露》。该书《王道》认为，气即是本始之气，说："元者，始也。"《春秋繁露·重政》指出，元气存在于"天地之前"，是产生天地万物的本原，说："元者，为万物之本。"《公羊传解诂》说："元者，气也。"《古微书·春秋纬》认为，"元者，气之始。"东汉时期，以王充为代表的古代哲学家进一步发展了"元气学说"。《论衡·谈天》说："元气未分，混沌为一。"又《论衡·言毒》篇

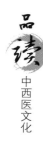

说："万物之生，皆禀元气。"

元气论，又称为"气一元论"。最早明确提出"气一元论"思想者，是北宋初期思想家——张载。针对佛、道唯心主义本体论，张载继承和发展了古代的唯物主义自然观，把"气"作为世界的实体。他认为有形、有象、可见的万物及看起来空虚无物的太虚都是气所构成的，即《正蒙·乾称》曰"凡可状皆有也，凡有皆象也，凡象皆气也"。《正蒙·太和》曰"知太虚即气，则无无"，将具象世界及元气之前的"无"统一于气，建立了较明确的气一元论。张载还强调气的运动变化，《正蒙·太和》曰"气土央然太虚，升降飞扬，未尝止息"，说明运行不息是气的内在本性，并不需借助丝毫外力。

**4. 气的特性**

（1）运动性　气给我们的第一印象是飘忽不定。物质有三态——固态、气态和液态，气体无一定形象，若有若无，"其小无内，其大无外"，其体积可大可小，其位置飘忽不定，所以，气态物质的变化和流动性最大。张岱年先生在《中国哲学大纲·气论》中说："中国哲学中所谓气，可以说是最细微最流动的物质，以气解说宇宙，即以最细微最流动的物质为一切之根本。"所以说，流动性或者说运动性、变易性是气的一个基本属性。气的流动性、变易性在中国古代哲学术语中叫作"气化"。在气论哲学看来，运动变化的主体或承担者就是气。《庄子》认为，对于人，气聚为生，气散为死，如同"春秋冬夏四时行"一样，是不可违抗的命运。《淮南子·天文训》认为天地由元气所化。汉初的贾谊提出了形与气相互转化不息的思想。明代气论哲学家王廷相明确指出："气者，造化之本。有浑浑者，有生生者，皆道之体也。生则有灭，故有始有终。浑然者充塞宇宙，无迹无执。不见其始，安知其终。世儒止知气化，而不知气本，皆于道远。"（《慎言·道体》）王廷相指出气是创生万物的根本，气充满整个宇宙，它不是静止不动的，而是以运动变化的形式存在着，其表现就是万物的终始生灭。可见气以及由之化生的万物处于永无止息的变化之中，运动变化是气的固有属性，简称"气化"。

（2）整体性　气给我们的第二印象是混沌整体，内部没有间隙，不能截然分开，但具有可入性，外部找不到边界，可渗透到万物之内，成为联通各个分立的万物的中介，使万物成为具有连续性的整体。气是无形的、连续的、不间断的整体。但气的连续性并非不可分析，气可分成许多类别，如元气、阴气、阳气、五行之气等。但是这种分析性，并不意味着气与气之间有间隙，有可以区分的明显的界限，而是人们人为地将其分成若干类别，如一气的运行形成春夏秋冬四季的气候变化，但是我们要将春夏秋冬截然分开是不可能的。一气分成阴阳，是我们在思维中将阴阳分开，但现实中阴阳不可分离，如朱熹说："阴阳虽是两个字，然却只是一气之消息，一进一退，一消一长；进处便是阳，退处便是阴；长处便是阳，消处便是阴。只是这一气消长，做出古今天地间无限事来。所以，阴阳做一个说亦得，做两个说亦得。"（《朱子语类》卷七十四）朱熹明确指出，阴阳是一气消长的表现形态，从一气的运行来说是不可分割的整体，从相对的角度可以一分为二。也就是说，从存在论角度来说，气是一个不可分割的整体，而从认识论角度来说，在人的思维意识中可以一分为二。总之，充满整个世界的气是连续的、不可分割的整体，但气在不同空间的分布是不均匀的，有浓厚与稀薄之异，聚集到一定程度就显现为有形的万物，经过一定时间的运动，有形的万物复消散为无形的气，这就是气论的整体宇宙观。

（二）元气论——中医学的哲学基础

气论哲学基本成熟后，与当时日益发展的医学实践相结合，形成了独具特色的中医学理论体系。气论哲学作为自然观基础渗透到了中医学的各个方面，成为中医学理论体系建构的基石，没有气论就没有中医学理论体系。从某种意义上讲，《内经》就是一部气学著作，全书"气"字

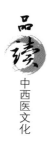

出现近 3000 次。关于气的含义，1978 年北京中医学院（现北京中医药大学）主编的高等中医院校试用教材《中医学基础》是这样描述的："中医学里所说的气，概括起来有两个含义：一是指构成人体和维持人体活动的精微物质，如水谷之气、呼吸之气等；二是指脏腑组织的生理功能，如脏腑之气、经脉之气等。但两者又是互相联系的，前者是后者的物质基础，后者是前者的功能表现。"目前，一般将此二者简称为"物质之气"和"功能之气"。这种既表物质，又表功能的"气"之两义说，是目前有关"气"的这一概念最具有代表性、最流行的理解。

中医学里气分为六类。第一类气叫元气（先天真气），是最重要的，是生命的原动力，生命的本原、本质，也称"肾气""丹田内气"。新安医家汪机曰"调补气血，固本培元"，形成"固本培元派"。第二类气叫宗气，是偏于后天的，后天之气为人自然呼吸之气。第三类气是营气，是运行于血管里面的，起到营养、化生血液的作用，所以叫营气。第四类气叫卫气，是运行于血管外面的，起到保卫肌肤、肌体的作用，所以叫卫气。第五类是脏腑之气，中医讲五脏六腑，实际上不是仅仅讲五种器官，而是五大功能系统，五大能量系统，也就是五种气。第六类是经络之气，经络就是气的通道。

中医用气化理论解释人体生命与健康。一是中医学用气说明人体生命的本原和生成，是生命的基本形式。《素问·宝命全形论》曰："人以天地之气生，四时之法成。""人生于地，悬命于天，天地合气，命之曰人。"《难经》曰："气者，人之根本也。"《论衡·论死》曰："气之生人，犹水之为冰也。水凝为冰，气凝为人。"《灵枢·天年》曰："人之始生……以母为基，以父为楯。"《灵枢·决气》曰："两神（精）相搏，合而成形，常先身生，是谓精。"父母精血是人体生命的先天物质基础，称为先天之精气；人后天生长发育又要靠水谷精微及大气，称之为后天之精气。《素问·六节藏象论》曰："天食人以五气，地食人以无味。五气入鼻，藏于心肺，五味入口，藏于肠胃。"二是中医学用气来解释人的疾病和死亡。《素问·举痛论》曰："百病生于气也。"丹溪翁说："百病生于气也，气血冲和，百病不生。"气分正气、邪气，正气生人、养人，邪气则可害人。气机失调有多种表现，比如气上、气缓、气消、气下、气收、气泄、气乱、气耗、气结等，会产生不同的疾病。中医认识到，人的形体"因气而荣，因气而病"。李东垣认为："脾胃之气既伤，而元气亦不能充，而诸病之所由生也。"《庄子·知北游》说："人之生，气之聚也。聚则为生，散则为死。"《论衡·论死》说："阴阳之气，凝而为人；年终寿尽，死还为气。"人的生死过程，也就是气的聚散过程。三是中医学用气化理论描述人体生命活动变化过程。《内经》将人的生命活动归结为气的升、降、出、入。《素问·六微旨大论》认为，气化有四种运动形式："气之升降，天地之更用也……升已而降，降者为天；降已而升，升者为地。天气下降，气流于地；地气上升，气腾于天。故高下相召，升降相因，而变作矣。"认为气的运动具有普遍性。《素问·六微旨大论》曰："是以升降出入，无器不有。"气在不同脏腑则有不同的表现形式。气流布全身各处，走到脏腑就叫脏腑之气，至血脉内外则称营卫之气，至经络则称经络之气等。古人认为，在外的阳，注入到阴；在内的阴，则向外流出。"阳入于阴，阴满之外"。这样的阴阳出入，无器不有。阴阳两者，一出一入，是相对平衡的，这叫"常"。一旦失衡，就表现为以下四种"非常"状态之一：出得过多（阴盛），入得过多（阳盛），出得不及（阴虚），入得不及（阳虚）。阴阳平衡的"常"态只有一种，而阴阳失衡的"非常"态有四种。四是中医学认为气是天地万物感应的中介。《灵枢·岁露》曰"人与天地相参也，与日月相应也"，而日月、昼夜、季节气候变化对人生理和病机的影响都是借助于气。人为天地所生，与天地共有一种基础的物质——气。《素问·宝命全形论》曰："夫人生于地，悬命于天，天地合气，命之曰人。人能应四时者，天地为之父母，知万物者，谓之天子。"因此，宇宙万物皆统一于气，天人相应的物质基础在于天人一气。

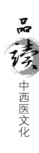

# 二、原子论与西医学

古希腊是西方哲学和文化的摇篮。黑格尔说："一提到希腊这个名字，在有教养的欧洲人心中，尤其在我们德国人心中，自然会引起一种家园之感。"希腊哲学培育了后世哲学各种观点的"胚胎"和"萌芽"，原子论便是其一。

## （一）西方的"原子论"

西方的"原子论"思想经历了从古代哲学思辨性的原子论到近代科学实验的化学原子论，再到现代物理原子结构理论的漫长历史演变过程。

### 1. 原子论提出的背景

世界的本原，即宇宙万物由何而生，是一个古老的话题。在古希腊，当面临大海，仰望星空时，哲人们在思考：构成我们这个世界的本原究竟是什么呢？古希腊时代的先哲以构成论的思想为出发点，对万物本原有精辟的见解。古希腊哲人们猜想，万物本原是人类所感知的物质存在形式，元素论就是当时流行的看法。

在古希腊时代，米利都学派的创始人泰勒斯也许是因为观察到万物皆以湿的东西为滋养之料，或是因为万物的种子就其本性来说都是潮湿的，而水是潮湿的东西的本性的来源，因此认为水即是世界万物的本原。泰勒斯以后的哲学家沿着泰勒斯所开辟的这条哲学之路继续对万物本原进行了孜孜的探寻，他的同乡和学生阿那克西曼德认为万物的本原是"无限者"。"无限者"是什么呢？阿那克西曼德想象中有那么一团混混沌沌，没有边际的东西。这东西是什么呢？阿那克西曼德的年轻朋友阿那克西美尼回答说，所谓"无限者"就是气。他认为气是形成万物的始基物质，气稀释开来成火，浓缩起来成风、云、水、土、石。赫拉克利特说火是构成物质世界最基本的元素，毕达哥拉斯则别出心裁地说是"数"，巴门尼德认为是无限的"一"等。世界如此复杂，它的本原到底是一个还是多个呢？如果世界的本原只有一个，但是单一的本原是如何转化为世界万物的？这就涉及两个哲学问题：一是"一和多"的问题，二是"变和不变"的问题。

关于"一和多"的问题，米利都学派认为本原只有一个。恩培多克勒（约前 495—435）继续研究宇宙万物的本原，他突破前人把某一自然物质设为万物本原的思维范式，而变为从事物的内部寻找万物的本原，即用物质的元素来解释宇宙万物，并且主张这种元素是"多"而不是"一"，由此，他提出了"四根说"，认为火、气、水、土这四种元素构成世界万物。"四根说"变换了巴门尼德等人所持的一元论范式，进入了多元论的领域。这一变换就引发了古希腊自然哲学的一个难题——一元论和多元论的对立。

关于"变和不变"的问题，阿那克西曼德第一次明确地表达了运动的必然性，赫拉克利特则开创了一个永无休止的运动概念——"万物流变，无物常驻"。巴门尼德完全不同意赫拉克利特的观点，认为实在是永恒不变的，变化只不过是感官的虚构。恩培多克勒试图解决赫拉克利特和巴门尼德的对立，他提出：火、土、气、水四种微粒是组成万物的根，它们处于运动状态，可分可合，万物因四根的组合而生成，因四根的分离而消失，但四根在运动中不生不灭。恩培多克勒的理论是对巴门尼德和赫拉克利特物质论和运动论的杂糅综合。

阿那克萨哥拉（前 500—428）也是从事物的内部寻找万物的本原，他认为每一种事物都是复合体，这些复合体又是由许多各种性质不同的物质微粒构成的，即种子说。"种子"是万物之源，是永恒存在的，没有产生，没有消灭，各类种子数量无限，种类无限，不能互相生成和转化，可以无限分割，"没有最小，总有更小"。事物只有混合和分离，而事物的混合和分离又是来自于一种可称之为"奴斯"（或"心灵"）的东西。

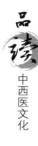

"种子"在"奴斯"的推动下结合或分离，生出万物。

古希腊的自然哲学家们总是想用另一种物质即比前者的抽象程度更高的感性实体来代替世界的本原、本质，但他们最终没有达到哲学思维的最高程度。他们关于世界本原的探索是自然哲学家们的直觉思辨和朴素猜想，虽然存在一定程度的谬误，但它引发人类去探究组成物质世界的基始和本原，寻找不可分割的物质存在，特别是"四元素说"和"种子说"均把世界的本原看成是物质的，并归结为物质微粒，从而天才般地触及到了物质的内部结构，为留基伯和德谟克里特原子论的产生奠定了重要的思想理论基础。

**2. 古代原子论的提出**

原子论的提出比较成功地解决了"一和多"和"变和不变"这两个哲学难题。一般认为，原子论的最早提出者是留基伯，他是米利都学派的思想家，继承了与米利都相联系着的科学理性思想。德谟克利特（前460—370）是留基伯的学生，是早期自然哲学的集大成者，他总结了先前的自然哲学家关于本原的思想，创立了原子论唯物主义哲学体系，提出了"原子"是构成世界万物的本原，是物质的实体。马克思和恩格斯也曾赞扬德谟克利特是"经验的自然科学家和希腊人中第一个百科全书式的学者"，他的原子论是对留基伯学说的继承和发展。所以，他们二人常常被相提并论。事实上，两人关于原子论的论述已经无法分清楚了，通常人们把留基伯与德谟克利特同称为最早的原子论提出者。

原子论者认为，万物的本原是原子和虚空。原子（atom）一词源自希腊语 atomos，是"不可分割"之意，被用来表示充实的最小微粒。原子是一种最后的不可分割的物质微粒，它的基本属性是"充实性"，每个原子都是毫无空隙的。原子由于坚固，是既不能毁坏，也不能改变的。此后，原子就被看成不可入、不可破的物质基元。虚空与原子相反，是空虚和稀疏的，是"非存在"的。虚空的性质是空旷，给原子提供了运动的条件和空间，原子得以在其间活动。原子在数量、种类上是无限多的，彼此之间在质上没有什么区别，在量上则存在大小、形状、次序和位置四种不同。世间万物的多姿多彩是因为原子的形状、位置、排列方式不同罢了，即"万物归一，且多姿多彩"。原子的本性是永无静止，运动是原子固有的属性，是原子的本质特征之一。原子永远运动于无限的虚空之中，它们互相结合起来，就产生了各种不同的复合物。原子分离，物体便归于消灭。事物的运动不是来自外力的推动，而是原子拖拽的结果。至于原子为什么能运动，德谟克利特尽管尽力探索却未能给出最终的解释。

德谟克利特还用这种物质基元解释所有的生命现象与非生命现象。他曾设想，生命是从一种原始粘土中发展起来的。和草木一样，人也是由各种原子组成，因为人是宇宙的缩影。生命就像火一样，由小的球形原子组成，这些原子经常从人体中排出，又从空气中吸进去，这就是呼吸，当呼吸停止时，生命就结束。他甚至认为，人的灵魂也是由原子构成的，但那是最精细的原子，当构成灵魂的原子分散时，生命就灭亡了，灵魂也就消失了。

到了古希腊晚期和古罗马时期，伊壁鸠鲁和卢克莱修继承了德谟克利特的原子论唯物主义观点，并改正了他的原子论的某些缺点，从而使原子唯物主义更丰富、更完善，主要表现在：一是伊壁鸠鲁提出了原子重量的规定。对原子重量的规定是对原子属性的重要补充。这个概念的提出，为解释原子运动、原子如何运动而构成世界万物提供了依据。二是伊壁鸠鲁提出了原子运动中的偏斜学说。他认为"原子重量是原子运动的内在原因。由于重量，引起原子在虚空中做等速下落的运动，这是原子运动的重要形式。与此同时，原子还有一种偏斜运动。此偏斜运动是指原子在垂直下降运动中，有的原子由内部的原因，可能离开原来的直线轨道，向旁边偏斜出去。偏斜造成其他原子的碰撞，碰撞使一些原子结合在一起，于是形成了各种具体事物。"这一思想纠正了德谟克利特把原子运动中的必然性绝对化，否认偶然性的存在的缺点，确立了偶然

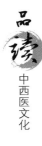

性在事物运动中的地位，这为解释由原子作为本原构成的世界万物的丰富多彩性、现实世界事物发展过程的偶然性，提供了依据。德谟克利特和伊壁鸠鲁等人的原子论是科学特别是物理学尚未从哲学中分化出来以前的产物，因此这个学说基本上是属于哲学本体论的范畴，它在体现思辨价值的同时，也未能避免主观臆断的缺陷。

**3. 近代科学原子论的诞生**

古罗马帝国衰亡之后，欧洲进入了中世纪的千年黑暗时期，如同整个古希腊文明留在历史的记忆里一样，原子论哲学也被遗忘在历史典籍里。到了近代初期，随着西方文艺复兴运动的兴起，自然科学逐渐从自然哲学中分离出来，自然科学的研究日益受到人们的广泛重视，以牛顿力学体系的建立为标志，自然科学进入了一个辉煌的发展时期。18 世纪后半期至 19 世纪中期，工业兴起，科学迅速发展，人们通过生产实践和大量化学、物理学实验，加深了对原子的认识。

18 世纪后，科学由思辨科学向实证科学转变，定量问题成为科学的首要问题，即追求数量的精确性成为科学追求的最终目标。科学实验逐渐成为人们研究原子理论的重要手段。科学实验的出现与运用解决了思辨形式下的原子理论的不确定性，用精确的数据证实了各种科学假说，也为近代物理化学的发展起到了推波助澜的作用。

由于法国学者伽森第等人的努力，古老的原子论在 17 世纪获得了新生。然而，此时原子论的研究者感兴趣的已不是思辨物质存在的基始和本原，而是在原子论的基础上用实证的方法构建物理学和化学的基本理论，开始有一定的科学依据。原子开始从一个哲学概念过渡为科学的概念。

古希腊原子论在近代的发展中，英国伟大的科学家道耳顿做出了不可磨灭的贡献，他通常被看成是科学原子论之父。道尔顿科学原子论的创立是近代原子论的里程碑，他在牛顿的机械论微粒哲学启发下，将科学实验、归纳演绎等科学思维纳入到了原子理论研究中，在实验观察的基础上，用倍比定律进行证实，发现了气体的物理性质，并进一步提出了他的原子学说。道尔顿的原子论要点为：一是元素是由非常微小、不可再分的微粒即原子组成，原子在一切化学变化中不可再分，并保持自己的独特性质；二是同一元素所有原子的质量、性质都完全相同；不同元素的原子质量和性质各不相同，原子质量是每一种元素的基本特征之一。三是不同元素化合时，原子以简单整数比结合。

道尔顿原子论是在近代科学发展实践与理论的基础上产生的。它继承了古代原子论思想中理性思考的特点，彻底剥去了长期披在古代原子论身上的哲学外衣，抛弃了古代原子论的直观性和猜测性，立足在科学实验的基础之上，把模糊的猜测与设想变成了明确的、经得起科学实验检验的科学理论。道尔顿原子论被发展为自然科学理论，具有重大的科学意义。它圆满解释了各种化学实验事实，揭示了质量守恒定律、当量定律、定组成定律和倍比定律的本质与内在联系，有着广泛的实验基础，并对以后整个实验科学的发展起着重大的指导作用。道尔顿的实验原子论奠定了客观地、现实地研究物质结构的道路，标志着人类对物质结构的认识又前进了一大步，为以后的物理学、化学、生物学的发展奠定了理论基础，特别是促进了化学的迅速发展，开辟了化学全面、系统发展的新时期。道尔顿原子论不仅明确指出了原子具有重量的特征，而且进一步提出了测定原子量的历史任务，并第一次用化学的方法测定了多种元素的原子量。从此，原子就不再是一个抽象模糊的概念，而具有了可以用实验直接测量的数量特征。原子量也成为区别原子种类的基本标志，使化学研究走向精确化、定量化和系统化。重视定量分析与精确性，后来几乎成为自然科学研究的准绳，它在科学理论导向方面一直支配着科学家的头脑。19世纪后半叶以来，分子学说、化学键理论、化学结构理论、元素周期律等学说的形成和发展，以及20世纪以来化学理论上所取得的许多重大突破，几乎都是建立在道尔顿原子论的基础之上的。这不仅大大丰富了近代科学原子论的内涵，而且进一步在更高的层次上确立

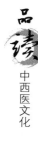

了它的中心地位，更进一步地证明了原子学说的科学真理性。

**4. 现代原子结构理论**

从道尔顿创立原子学说以后，很长时间内人们都认为原子就像一个小得不能再小的玻璃实心球，里面再也没有什么花样了。随着科学技术的迅猛发展，到 19 世纪末 20 世纪初，物理学有了新的发展，许多新的实验现象的出现，尤其是电子、X 射线和放射性现象的发现，使人们逐渐发现了原子内部的电子、质子、中子及其他基本粒子，从而通过物理途径对原子本身的结构和内部运动规律有了比较清楚的认识，彻底打破了万物是由不可再分的最小物质粒子（分子）构成的假设，修正了原子不可再分割的观念，从而宣告必须摒弃以某种具体物质形态作为世界的本原、本质的想法。

1897 年，汤姆逊在研究阴极射线的时候，发现了原子中有电子存在。这打破了从古希腊人那里流传下来的"原子不可分割"的理念，明确地向人们展示：原子是可以继续分割的，有自己的内部结构，并相应地提出了原子的"果仁面包"模型。1911 年，卢瑟福在他所做的粒子散射实验基础上，提出原子的中心是一个重的带正电的核，与整个原子的大小相比，核很小。电子围绕核转动，类似大行星绕太阳转动。这种模型叫作原子的核模型，又称行星模型。从这个模型导出的结论同实验结果很符合，很快就被公认了。1913 年，丹麦物理学家玻尔在卢瑟福所提出的核模型的基础上，结合原子光谱的经验规律，应用普朗克于 1900 年提出的量子假说和爱因斯坦于 1905 年提出的光子假说，提出了原子的轨道模型。1924 年，德布罗意提出微观粒子具有波粒二象性的假设，由此，薛定谔和海森伯等人于 1925 ~ 1926 年建立了原子的量子力学模型等。这些物理上的原子结构理论的提出和建立，大大推动了原子论哲学的进一步发展。

**（二）原子论——西医学的哲学基础**

科技史学家一般认为，强调宇宙是由基本粒子构成的广义原子论奠定了西方近现代自然科学的基石。原子论已经广泛深入到近现代科学的方方面面，在科学理论导向方面一直支配着科学家的思维，强调物质结构的多元性，重视定量分析与精确性，几乎成为自然科学研究的准绳。在原子论思想影响下，自然科学蓬勃发展，解释自然和宇宙的奥秘，指导人类创造发明，对人类文明起着举足轻重的作用，有着难以撼动的统治地位。16世纪，自然科学革命把西医学从希腊自然哲学中分化出来，走上科学的道路。近现代西医学是在西方哲学及科学的背景下发展起来的，原子论作为欧洲传统唯物主义哲学形成的基础思想，注重粒子、实体、组合、可分解性、外部作用，其所形成的理论观点——机械论观点和还原论观点，对西医学的学术思想及思维方式的形成起决定性作用。

**1. 机械论观点对西医学的形成和发展所起的作用**

原子论认为，元素和原子是不可分割的最小质点，不存在内在矛盾，其运动需要原子以外的虚空存在，没有虚空就不能运动，其运动或组合的基本方式是"碰撞"。这种最简单的机械运动否定内在矛盾，强调外力。这种机械的自然观在西方世界长期占据了统治地位，并被应用于生命体。笛卡尔认为动物是机器，拉美特里认为人是机器。生物学家邦尼特曾说过，如果有什么神灵能够对荷马脑子里的所有纤维加以分析，他就能够照这位诗人所想象的一样把《伊利亚特》描述出来。17世纪中期，法国医生拉美特利出版了《人是机器》一书，他说：人是一架机器，是一架会自动运行的机器。他认为：心是血泵，肺是风箱，胃是研磨机，四肢是杠杆，而饮食则是为了补充燃料。这种医学模式用机器的原理来解释人的生理结构和病理机制，它将人体分成许多独立的"零件"来研究，认为所谓的疾病，只不过是人体这架机器的零部件产生了故障的结果，而医生则是修理匠，其任务就是修理机器。因此，西方医学在诊疗疾病的时候着眼于人体的部分和微观机制。18世纪，意大利医生莫干尼做过许多尸体解剖，他认为每一种疾病都有和它相应的一定器官的损害，创立了"器官病理学"，提出疾病是局部器官的变态理论，把疾病定位在

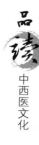
器官。法国医生比沙认为，疾病应该从被侵害的器官的某种特定组织上找到原因，创立了"组织病理学"，把疾病定位在组织。到了 19 世纪中叶，德国病理学家魏尔啸在施莱登和施旺的"细胞学说"基础上创立了"细胞病理学"。他通过显微镜观察细胞，发现疾病是由于细胞的不正常活动而引起的，把疾病定位在细胞。20 世纪 50 年代，"分子病理学"应运而生，人类对疾病的认识进一步深入到生物膜，深入到蛋白质、酶和核酸的结构与功能的分子水平上。近 30 年来，人类遗传学和分子遗传学得到发展，已查明有 3000 多种疾病属于遗传性疾病，可以在染色体上或基因上找到病因。医生在考察疾病的时候，完全依赖于仪器等物化手段，针对病人各部位进行检查，获取各种量化指标，根据检查结果和各种量化指标来诊断和治疗疾病，忽略病人其他部位的病变和影响或导致该疾病的其他因素，只重视致病的物质因子，许多与疾病有关的社会、心理因素被排斥于医生的考察范围以外。在这种观点的影响下，西医注重的是局部而不是整体，是结构而不是功能，是物质而不是精神，是各个零部件的作用而不是其间的联系。但是，在这种生物医学模式下，孤立地、片面地看待疾病的观点随着医学的发展，科技的进步，人类认识水平的提高，已经越来越不合时宜，在临床上也越来越表现出局限性。

**2. 还原论观点对西医学的学术理论和临床实践所起的作用**

原子论认为，世上各种事物都是由不可再分的"原子"构成，所有事物都可以分解还原为最基本的组成要素。也就是说，整体由部分构成，应当而且可以把整体分解为部分来认识。生命运动是由较低级的物理、化学等运动组成的，应当而且可以把生命的高级运动还原为低级运动来认识。这样，在方法论上就形成了还原论的思路。

西医运用分析还原方法对人体进行分解研究及降解研究，即把人的生命现象还原为生物的、化学的、物理的现象，把人体的复杂因素分解为简单因子。他们沿着人体的层次结构，从器官水平、细胞水平、分子水平进而到量子水平；从宏观领域深入到微观领域，对各个层次上的病理解剖、病理生理机制进行研究。现代西医学将人体看作一个由上皮组织、肌肉组织、结缔组织和神经组织所组成的机体，这些组织互相结合，成为具有一定形态和功能的结构，称为器官，如心、肝、脾、肺、肾等。结构和功能上密切相关的一系列器官联合起来，共同执行某种生理活动，便构成一个系统。人体可分为运动、消化、呼吸、泌尿、生殖、循环、内分泌、感觉、神经九个系统，各系统在神经系统的支配和调节下分工合作。这种思维方式最大的优势就在于，能通过这种简单性，清楚、精确、明晰地认识事物和表达事物，并尽可能地摒弃主观因素对认识过程的渗透和介入。但是这种思维方式侧重于线型关系，忽视致病因素的因果网络作用，把医学研究的视角仅仅投射在人体自身某一层次的病变上，重疾病、重治疗、重个体、重局部病变、重生物性因素。西医在诊断中往往要通过仪器诊断出微观的"病"，在治疗过程中，针对"病"主要以对抗为主的方法，如抗菌、抗炎、抗过敏、抗休克等。但人体不是简单的机械构成，完全用还原方法来探求错综复杂的疾病现象是不可能获得对疾病的全面认识的。

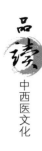

# 生成论与构成论

　　人类最初的哲学思想是从探讨宇宙的本原和演化过程开始的，由于不同地域的人们对宇宙本原和演化过程有不同的理解和看法，在哲学上形成了"构成论"与"生成论"两种不同的思想观点。构成论认为：宇宙万物及其变化是由某些基本要素的分离与结合构成的，事物的变化仅仅是"产生""消灭"或者"转化"，原子论和元素论及中国历史上的"五材说"都是其代表。生成论则主张：生的过程不是将现存的要素转变而成，而是整合了有关的全部潜能，生成具有个体性的新事物；物质不是无限可分的，它有一定的限度；研究事物的本原时，必须把该事物放回到其产生的背景中才有意义；复杂性事物的变化具有不连续性、不可预测性（如蝴蝶效应）、不确定性和不可分割性等特点。

　　生成论和构成论是两种具有代表性的宇宙观，两者在古代东西方哲学思想中都有所表现，不过，东方哲学以生成论为主流，而西方哲学以构成论为主流。可以说，这种宇宙观的差异成为东西方哲学乃至传统科学差异的总根源。因为"生成论便于建立概念体系的功能模式，适合于代数描述，而代数形式又易于发展算法程序，于是形成了中国传统科学的功能的、代数的、归纳的特征。因为构成论便于建立概念体系的结构模式，适合几何描述，而几何描述又易于发展演绎推理，于是形成西方传统科学的结构的、几何的、演绎的特征"。（董光壁《从构成论到生成论——序关洪兄〈现代原子论的演变〉》）

# 一、生成论与中医学

## （一）中国古代的创世神话

据专家考证，任何一个文明，当其发展到一定程度后，几乎地球上所有民族的原始先民总会发出这样的疑问：我们生存的这个世界是从哪里来的？换言之，也就是宇宙是从哪里来的？古人对此类问题的回答，最初是以神话形式表现出来的。中国古代传说中最典型的两个创世神话是盘古开天地和伏羲创世神话。

### 1. 盘古开天辟地

在有关盘古的最早文献里，对其诞生与创造世界万物的描绘是这样的："天地混沌如鸡子。盘古生其中。万八千岁，天地开辟，阳清为天，阴浊为地。盘古在其中，一日九变。神于天，圣于地。天日高一丈，盘古日长一丈，如此万八千岁。天数极高，地数极深，盘古极长。后乃有三皇。数起于一，立于三，成于五，盛于七，处于久，故天去地九万里。元气淳鸿，萌芽兹始，遂分天地，肇生乾坤，启阴感阳，分布元气，乃孕中和，是为人也。首生盘古，垂死化身，气成风云，声为雷霆，左眼为日，右眼为月，四肢五体为四极五岳，血液为江河，筋脉为地里（理），肌肉为田土，发髭为星辰，皮毛为草木，齿骨为金石，精髓为珠玉，汗流为雨泽。身之诸虫，因风所感，化为黎虻。"

世界开辟以前，天和地混混沌沌地成一团，像个鸡蛋一样，盘古就生在这当中。过了一万八千年，天地分开了，轻而清的阳气上升为天，重而浊的阴气下沉为地。盘古在天地中间，一天中有多次的变化，他的智慧比天还要高超，他的能力比地还要强大。天每日升高一丈，地每日增厚一丈，盘古也每日长大一丈，这样又过了一万八千年。天升得非常高，地沉得非常深，盘古也长得非常高大。天地开辟了以后，才出现了世间的三皇。数字开始于一，建立于三，成就于五，壮盛于七，终止于九。因此九是最大的数，为尊，天地相距极远。朦朦胧胧、无边无际的一团大气在不断运动之中，一切都从这里萌芽滋生，天地也从这里开始分别，阳性的物质化成为气，不断地上升，上升，遂成为所谓的蓝天，阴性的物质不断地凝聚，遂成为广袤的大地，阴阳之气不断运动着，分布着，变化着，大地母亲孕育产生了动物、植物、大海、高山，而最至中和的就是被称为万物之灵的人。在开天辟地时首先诞生的盘古，临死时他的身体忽然发生巨大变化：他吐出的气成了天上的风和云，发出的声音成了震耳的雷霆，他的左眼变成了太阳，右眼变成了月亮，四肢五体变成了四根撑天的柱子和五座高山，他的血液变成江河，筋脉变成了山脉和道路，肌肉皮肤变成了田土，头发髭须化为天上的星星，身上的皮毛变成了草木，牙齿和骨头变成了金属矿物和石头，精液和骨髓变成了珍珠和宝玉，他流下来的汗成了润泽万物的雨露，就连他身上长的小虫子，由于受到风的催化，也纷纷变成了大地上的黎民百姓。

**2. 伏羲创世神话**

湖南长沙子弹库楚墓出土的帛书中这样记载：在天地尚未形成，世界处于混沌状态下之时，先有伏羲、女娲二神，结为夫妇，生了四子。这四子后来成为代表四时的四神。四神开辟大地，这是他们懂得阴阳参化法则的缘故。由禹与契来管理大地，制定历法，使星辰升落有序，山陵畅通，并使山陵与江海之间阴阳交通。当时未有日月，由四神轮流代表四时。四神的老大叫青干，老二叫朱四单，老三叫白大木然，老四叫墨干。一千几百年以后，帝生出日月。从此九州太平，山陵安靖。四神还造了天盖，使它旋转，并用五色木的精华加固天盖。炎帝派祝融以四神奠定三天四极。人们都敬事九天，求得太平，不敢蔑视天神。帝于是制定日月的运转规则。后来共工氏制定十干、闰月，制定更为准确的历法，一日夜分为霄、朝、昼、夕。

## （二）中国古代宇宙生成论哲学

一般说来，原始神话与古代哲学的发生存在着密不可分的关系。中国原始神话与中国古代哲学的关系亦然。特别是创世神话，由于它所要回答的正是关于宇宙本原的哲学问题，可以称之为神话哲学中的本体论，因此与作为理性化身的哲学的关系就更为密切。中国神话的宇宙观模型对中国古代哲学产生了深远的影响，通过对中国古代《老子》和《易传》中两个典型的关于宇宙生成的神话学进行考察，我们可以在古代哲学宇宙生成论中找到伏羲创世神话的原型，并具体地看到从伏羲创世神话到中国古代哲学宇宙生成论的演进轨迹。

早在在先秦时期，中国人已经开始思考宇宙本原问题了，其中最具代表性的是《老子》和《易传》提出的"无中生有，阴阳生物"宇宙生成论模型。老子将宇宙起源问题归结为一句话："天下万物生于有，有生于无。"它的中心思想是说，宇宙是从"无"中产生的。"无"不是没有而是指"无形"，即道，"有"即一。在此基础上，老子提出了"道生一，一生二，二生三，三生万物"的宇宙生成论模型。对这一模型，冯友兰认为，它"是一种宇宙形成论的说法，因为它在下文说：'万物负阴而抱阳，冲气以为和。'照下文所说的，一就是气，二就是阴阳二气，三就是阴阳二气之和气。这都是确有所指的具体的东西。"这一模型直接、明白、具体地描述宇宙生成过程。老子认为，宇宙生成的原点是"道"，"道"是天下万物之始。这里的"道"就是"太一"，而"太一"本是一种混沌无形的元气，就是盘古开天辟地过程中所描述的"天地混沌如鸡子"的状态。《淮南子·诠言训》言："洞同天地，浑沌为朴。未造而成万物，谓之太一。"汉·高诱注："太一，元神总万物者。"这个总万物的元神，应该就是伏羲。《老子》"道生一"中的"一"就是盘古，"一生二"的"二"就是盘古开辟的"天"和"地"，"二生三"中的"三"是多的意思，就是盘古垂死化身的天地中的万物。老子的宇宙生成论模型是对

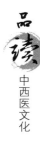

盘古开天辟地创世神话所描述的宇宙生成模式的高度概括和哲理性表述。

《周易》提出了"是故易有太极，是生两仪，两仪生四象，四象生八卦"的宇宙生成模式。这并不是直接论述宇宙生成，而是利用太极、两仪、四象、八卦等易学所特有的卜筮、象数语言间接地讲宇宙的生成。《周易》认为，宇宙生成于"太极"，"太极"即是"太一"。唐代孔颖达疏："太极谓天地未分之前，元气混而为一，即是太初、太一也。故《老子》云道生一。即此太极是也。又谓混元既分，即有天地。故曰太极生两仪，即《老子》云一生二也。"（《十三经注疏·周易正义》）混沌之物即元气，元气未分的状态即太极。在《楚帛书·甲篇》所记载的创世神话中，伏羲即是生于混沌之中。"二神"当指伏羲、女娲。"太极生两仪"中的"两仪"即阴阳，而伏羲、女娲就是阴阳两仪的代表。在汉墓壁画、画像砖石中，伏羲手捧太阳或日规，代表阳；女娲手捧月亮或月矩，代表阴。"两仪生四象"中的"四象"是指伏羲与女娲结婚生育四子（四神）。"四象生八卦"，乾、坤、震、巽、坎、离、艮、兑八卦，分别象征天、地、雷、风、水、火、山、泽八种自然物或自然力。八种自然力量协调和谐地发生作用，于是阴阳消长，万物生息，象征"四神"以阴阳化育万物的开始。伏羲创世神话所描述的宇宙生成过程是伏羲（太一）—伏羲、女娲（阴阳二神）—四子（四时）—万物。《易·系辞》所描述的宇宙生成过程是太极—两仪—四象—八卦。我们从两种宇宙生成过程的描述可以看出，《易·系辞》对伏羲创世神话所描述的宇宙生成模式做了抽象化、逻辑化的概括，展示了从神话到哲学的演进过程，体现了神话思维向形象思维和哲学抽象思维的过渡和升华。

### （三）中国传统生生文化

当代新儒家牟宗三先生在讲到中西文化差异时曾明确指出："中国文化之开端，哲学观念之呈现，着眼点在生命，故中国文化关心的是生命。而西方文化的重点，其所关心的是自然或外在的对象。"《周易》是将中国古代哲学、自然科学和社会科学相结合的文化巨著，是中国文化肇始之篇，是中国文化的"基因"和总源头，它提供的思维方式和价值观念是中华民族的精神支柱。《周易》是一部"生命之书"，赞颂"生"之伟大，自始至终充斥着对生的渴望，贯穿着生生的精神。"生"是《周易》的核心概念之一，认为生是世界最根本的特性，是存在的合理依据。生命是自然界大化流行的逻辑结果，生命之意义是来自于上天的赋予，始终具有必然性和合理性依据。《坤·象传》云："万物资生，乃顺承天。"《系辞》说："天地之大德曰生。"这就是说，"化生"万物是天地自然界的最根本至上的品德，即天地最伟大的功德就在于生成和养育万物，生命之诞生和延续的过程充分体现了天地的无私胸怀和非凡创造力。又说"生生之谓易"，意思是"万物蕃衍不息，生长不已，新事物不断产生，这就是易。""生生"即指化生、创生万物，包括两层含义：一是创生万物，即历时态的宇宙万物生成，前面的"生"是动词，后面的"生"是名词；二是万物相生，即共时态宇宙存在的相生共存，前面的"生"是名词，后面的"生"是动词。概而言之，《周易》哲学的基本宗旨就是告诉人们如何去热爱生命、尊重生命和善待生命。

《周易》文化所包蕴的生生之道，成为中国文化发展的酵母，塑造了中国文化的基本性格，规定了中国文化发展的基本路向，同时也成为影响和制衡整个民族精神发展和心灵世界构建的重要精神力量。生生之道是中国文化发展的主要脉络之一。中国文化的发展导源于《易经》，在其历经几千年的衍生涵化过程中形成了源远流长的易文化传统。而其中对生生之道的关注俨然构成了易文化发展的一条主线。中国传统文化的价值追求是"生"。

中国的儒、道、佛三大主流文化都是以"生生"作为其核心观念的，可以说，"生生"是中国文化的本质特征。《老子》倡导"摄生""贵生"和"长生"，"道生一，一生二，二生三，三生万物"，"道生之，德畜之，物形之，势成之"。《庄子》提出"保生""全生""尊生"。尔后，以《周

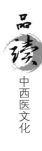

易参同契》为代表著作的道教托本于老庄道家，将这套生生之道引入内养外炼的丹术，阐述性命奥旨，融冶出一套以长生久视、肉体飞升、成仙得道为追求目标的养生生命文化。道家乃至后来的道教，整体偏于探讨生生之术。《吕氏春秋·贵生》以"圣人深虑天下莫贵于生"为开头讲起，列举诸多典故，皆以珍爱生命、贵生为中心，讲出了"道之真以持身"的大道理。又引出全生、亏生、迫生与死的关系，明确地提出"迫生不如死"的观点。《太平经》主张"乐生""重生"，认为天地之间"人命最重"，"寿为最善"等，乐生恶死、贪生怕死是人的本性，要求人们必须要关爱人生、关注生命。《养性延命录序》说："人所贵生者。"佛学禅宗亦进而有"生即不生、不生即生"的"生生"之话头。中国化的佛家禅宗也将其关注的终极目标锁定在人的生命，希望从生命的困境中超脱出来，实现心灵的绝对自由。如《坛经》中一再强调"菩提般若之智，世人本自有之"，"佛是自性作，莫向身外求"。可以说，中国佛学偏于探讨生生之慧。《三天内解经·卷上》说："死王乃不如生鼠。故圣人教化使民慈心于众生，生可贵也！"这些都充分体现了"重生""贵生"的思想。

"生"的问题是中国哲学的核心问题，体现了中国哲学的根本精神，中国哲学就是"生"的哲学。生生之道所蕴涵的生命理性，使中国哲学实质上成为生命哲学。它认为宇宙自然（人是自然的一部分）的规律就是生命的规律，是最高的规律。这种规律为处理人和自然的关系及人类社会内部的关系提供了有益的启示，是人类处理多向关系必须遵循的原则，因而具有普遍的适用性。中华传统文化是重"生"的文化。从某种意义上说，中华国学就是关于"生"的学问——生生之学、生命之学，中华传统文化就是生命文化。

## （四）中医学是生生之学

中医学滋生和孕育于中国传统文化的土壤，中医学的学术传统与中国传统文化的学术传统一脉相承。

　　中医学就是以"生生之谓易"为理论渊源而不断完善发展起来的理论体系。医易同源。《周易》是"生生之学",《吕氏春秋》将中医学定义为"生生之道",即探讨生命的价值与意义、人对生命的认识。《汉书·艺文志·方技略》将中医药的本质功能概括为"方技者,皆生生之具",意为中医药是使生命更加健康、完美的方法,是为人的生存健康发展服务的技术方法工具。国医大师陆广莘将中医学的学术思想归纳为:"循生生之道,助(培)生生之气,用(凭)生生之具,谋(收)生生之效。"中医学基本原理就是循生生之理,用生生之具,助生生之气,最终达到生生之境。

　　循生生之理就是遵循使生命健康生存的道理,与万物沉浮于生长之门。生生之理包括对人的生命的认识,如生命的来源、生命的意义与价值、生命健康保养的原则、生命与天地万物的关系等。中医学将人体看作生生之气生成的有机整体,研究的是精气神统一、身心统一、气血运动不息的活人,是以追求人类健康为目的的健康智慧学。中医学以人类的健康为主要研究方向,以"养生"为本,"治疗"为辅,坚持"治未病"的原则,如《内经》所言:"圣人不治已病治未病,不治已乱治未乱。"朱震亨在《丹溪心法》中写道:"与其救疗于有疾之后,不若摄养于无疾之先。"中医学以天人合一观为核心精神,尊重自然,顺应自然,实现"万物并育而不相害"的生态共演境界。

　　用生生之具就是用使生命长生的工具。中医主张用自然之物,故孙思邈说:"天生万物,无一而非药石。"所以,自古至今,中医应用的大都为天然药物和器具,如砭石、针灸、熨浴、推拿、按摩、导引、中药、食物等,以达到治疗疾病、延年益寿的目的。

　　助生生之气就是要培养使生命健康生存的正气。何为正气?就是能够保持自体稳定的能力。中医药就是依靠和帮助人的自组演化调节和主体抗病反应而取得疗效的。扁鹊自称:"越人非能生死人也,此自当生者,

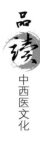

越人能使之起耳。"尽力保持自体稳定的能力，就会有状态好时的自稳调节能力和状态不太好时的修复能力。中医学之道，道不远人，以病者之身为宗师。中医治病只是因势而利导，培育和发展生命的自组演化调节的"生生正气"，并依靠它保持"正气存内"的自我稳定状态和"邪不可干"的生态平衡，实现"长生久视"的目的。

"生生之道"与"生生之具"相互联系，"生生之道"通过"生生之具"落实，"生生之具"以"生生之道"为指导，二者相互依存，并从技艺上升到道。"道"通过"技""具"表现出来，"生生之具"是生生之道的运用、生生之德的体现、生生之术的落实、生生之慧的展示。"生生之具"与"生生之道"结合便形成了"生生之学"。中医学就是"生生之学"，包括"养生"和"治疗"的道理和方法、手段、工具等，包括繁衍生命、延续生命、珍爱生命、保护生命、尊重生命、管理生命、提升生命质量等内容。

# 二、构成论与西医学

## （一）西方《圣经》创世神话——上帝的创造

太初，上帝创造天地。大地混沌，还没有成形。深渊一片黑暗，上帝的灵运行在水面上。上帝命令："要有光。"光就出现。上帝看光是好的，就把光和暗分开，称光为"昼"，称暗为"夜"。晚间过去，清晨来临，这是第一天。

上帝又命令："在众水之间要有穹苍，把水上下分开。"一切就照着他的命令完成。于是上帝创造了穹苍，把水上下分开。他称穹苍为"天空"。晚间过去，清晨来临，这是第二天。

上帝又命令："天空下面的水要汇集在一处，好使大地出现。"一切就照着他的命令完成。上帝称大地为"陆"，汇集在一起的水为"海"。上帝看陆地和海是好的。接着上帝命令："陆地要生长各种植物，有产五谷的，也有产果子的。"上帝看这些植物是好的。晚间过去，清晨来临，这是第三天。

上帝又命令："天空要有光体来分别昼夜，作为划分年、日和季节的记号，并且在天空照耀大地。"一切就照着他的命令完成。于是上帝创造了两个大光体：太阳支配白天，月亮管理黑夜。他又造了星星。他把光体安置在天空，好照亮大地，支配昼夜，隔开光和暗。上帝看着光体是好的。夜晚过去，清晨来临，这是第四天。

上帝命令："水里要繁殖多种动物，天空要有多种飞鸟。"于是上帝创造了巨大的海兽、水里的各种动物和天空的各种飞鸟。上帝看这些动物是好的。他赐福给这些动物，叫鱼类在海洋繁殖，叫飞鸟在地上增多。晚间过去，清晨来临，这是第五天。上帝又命令："大地要繁殖各种动物，牲畜、野兽、爬虫。"一切就照着他的命令完成。于是上帝创造了地上的各种动物。上帝看这些动物是好的。接着，上帝说："我们要照着自己的形象、自己的样式造人，让他们管理鱼类、鸟类和一切牲畜、野兽、爬虫等各种动物。"于是上帝照自己的形象创造了人。他造了他们，有男，有女。上帝赐福给他们，说："要生养众多，使你们的后代遍及世界，控制大地。我要你们管理鱼类、鸟类和所有的动物。我供给五谷和各种果子作为你们的食物。所有的动物和鸟类，我给它们青草和蔬菜吃。"一切就照着他的命令完成。上帝看他所创造的一切都很好。晚间过去，清晨来临，这是第六天。

这样，天地万物都创造好了。在第七天，上帝因完成了他创造的工作就歇了工。他赐福给第七天，圣化那一天为特别的日子，因为他在那一天完成了创造，歇工休息。这就是上帝创造天地的过程。(《旧约·创世纪》)

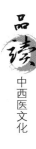

## （二）西方原子构成论哲学

古希腊哲学家们以构成论思想为出发点，提出水、气、火、无限、数等实体概念或抽象理念为构成世界的最小单位，形成了古代朴素的构成论思想。这些构成世界本原的实体概念或抽象理念经过哲学家们的进一步提炼和抽象，升华为不能再分的、看不见的微小粒子，即认为世界万物由某种微小原子构成，原子的结合和分离演绎着物体的产生和消灭。近代文艺复兴以来，通过牛顿力学的质点思想、道尔顿基于化学上倍比定律的发现和一些科学测量，科学意义上的原子论逐步建立起来，它是在古代朴素的、思辨性的原子论基础上的重大发展。19世纪末以来，在科学原子论基础上，科学家们经进一步研究发现原子并不是不可再分的，而是有一定的内部结构，从而开始深入探究原子内部结构，并最终导致量子力学的建立。尽管认为原子不可分的思想渐渐退出，最小物质逐渐被某种更基本的粒子如希格斯粒子、超弦、膜、量子环乃至场所替代，但这些仍然是广义上的原子论。

原子论预设了世界是由最小的不可再分的不生不灭的原子构成。"原子"是构成世界的基本因素，是构成世界万物而自身不被构成者。原子的假设为近代科学的发展提供了一个新的逻辑起点。原子论的基本特点是：从实体和部分出发，"质料因"是最基本的组成部分；整体由部分构成，因此整体是可分的；部分与整体具有同质性，因此，通过了解部分即可了解整体；变化是指不变原子的分解与组合，或受力点在空间的运动；原子相对不变或稳定的属性是质量，即原子量。由此，近代科学确立了其基本原则：一是原子性原则，即部分可以独立地被研究；二是外延性原则，即原子在系统内与系统外真值不变；三是实验性原则，即可以进行孤立性研究、可重复性研究等。由此我们可以看出，既然一切物质都可以还原为相同的基本层次，其研究的基本方法必然是还原分析法，而定量研究成为科学研究的基础，一切科学的基本定律必然表达为量的守恒律。微积分不仅成为经典科学的数学工具，而且忠实体现了经典科学的思想与特征。总之，认为宇宙是由基本粒子构成的广义原子论是近现代科学的基石，对近现代科学的发展有着不可磨灭的贡献，为现代科学的发展做了直接铺垫。

### （三）构成论与西医学

西医学是近现代科学的重要组成部分，它是以原子构成论为指导的生命科学，它借助"机器"的隐喻，将人体生命比喻成由一架各种零部件组装而成、按照一定的规则、朝着一定的方向运转的机器，将神奇的生命活动最终直观地归结为机械运动或物理化学变化。西医是建立在解剖学、细胞学、细菌学、无机化学、有机化学等科学基础之上的生命科学，采用"原型"的思维方式，将人体原型作为研究对象，采用近代物理、化学方法，通过解剖等手段，将人体生命还原成组织、器官、细胞、分子等物质形态结构层面来认识。西医学在疾病的诊断上，往往是通过仪器诊断出人体生物装置在微观机能上的障碍，从细胞或分子水平上加以研究。在疾病的治疗上，通过物理或化学手段纠正这种装置的机能故障，如外科手术、抗菌、抗炎、抗过敏、抗休克等。西医学用解剖学、生理学作为理论基础来构建自己的理论体系，研究的视角仅仅投射在人体自身某一层次的病变上，重疾病、重治疗、重个体、重局部病变、重生物性因素，在构成说的机械论思想影响下形成生物医学模式。

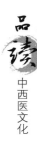

# "天人合一"与"天人相分"

　　中西方民族在由野蛮时代进入文明时代的过程中，处在截然不同的自然地理环境和社会历史条件中，从而创造了各具特色的文化。在处理"人"和"天"的关系上，中西方民族采取了迥异的态度和相反的方法，因此氤氲化生了对立的宇宙观：中华民族的"天人合一"观，西方民族的"天人相分"观。"天人合一"与"天人相分"这两个哲学理论分别是中国文化和西方文化的内核和灵魂，它们的相异是全部中西文化差异的源头。著名学者钱穆认为："西方人好分，是近他的性之所欲。中国人好合，亦是近他的性之所欲。"的确如此，中国文化善于从"统""合"的角度看待问题，而西方文化则善于在分化、对立中把握世界。"和"与"分"构成了中西文化精神的根本差别，"合"与"分"的不同和差别始终贯于中西文化的对比之中。

## 一、"天人合一"与中医学

### （一）中国传统的"天人合一"观

　　"天人合一"观始于先秦，盛行于两汉，到宋代的张载、二程而达到成熟。季羡林先生认为，"天人合一"思想是东方文明的主导思想，是东方综合的思维模式的具体表现。"天人合一"观是中国古代哲学的基本思想，是中华传统文化精神的内核，反映了中国哲学的最根本特征，是中国文化最根本、最深层、最基础的问题，亦是中国传统文化的"基点""基因"。"天人合一"观念是中国文化之根，作为一种认知方式和文化意识，对中国人的思维方式、哲学观念、价值观念、审美观念都产生了深远的影响，广泛渗透于社会生产和生活的各个方面，是我们了解中国古代文化的一把总钥匙。

关于天人合一的内涵，朱熹曾做过这样的概括："天人一物，内外一理；流通贯彻，初无间隔。"著名学者张岱年则解释为："天是广大的自然，人是人类。人是天所生成的，是天的一部分。人与天不是对立的关系，而是共存的关系。所谓合一不是说没有区别，而是说有别而统一。"中国传统的"天人合一"说，其内容主要包括：

### 1. 天人一体

"人与天地万物为一体"是中国人自古以来即已形成的基本观念。这一观念最早是由公元前 300 年左右道家的庄子及名家的惠施提出。《庄子·齐物论》曰："天地与我并生，而万物与我为一。"天人一体是指人与自然是统一体，人是自然的一部分。《周易》将天、地与人并称三才，认为自然界是一大天地，人是一小天地。所谓"天地一大生命，人身一小天地"。在道家来看，天是自然，人是自然的一部分。因此庄子说："有人，天也；有天，亦天也。"天人本是合一的。程颢强调"人与天地一物也，而人特自小之"。

关于天人统一体的本原是什么，《道德经》提出"道生一，一生二，二生三，三生万物。万物负阴而抱阳，冲气以为和"，确立了"道"是天地万物造生的总根源，是宇宙之本根。《易传》曰："易有太极，是生两仪，两仪生四象，四象生八卦，八卦定吉凶，吉凶生大业。"这里视"太极"为具有世界统一性的宇宙本根。老子"道"的实质就是阴阳冲和之气，是阴阳二气的统一体，阴阳对立，统一于气。《易传》"太极"的

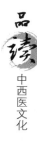

真实唯一意义，就是郑玄所说的"淳和未分之气也"。管子认为人与万物一体的物质基础是"根天地之气"。庄子说："人之生，气之聚也。聚则为生，散则为死……故通天下一气耳。"西汉后期，人们在对天人宇宙原始性的探求中，设定了"元"的概念，把"元"作为气之始，认为元气是哲学逻辑结构的最高范畴，是构成宇宙万物的最原始的本原，在元气之上，没有"道""太极"等的存在。《春秋繁露·重政》指出，元气存在于"天地之前"，是产生天地万物的本原，说："元者，为万物之本。"最早明确提出"气一元论"的思想者，乃北宋初期思想家张载。张载《正蒙乾》曰："凡可状皆有也，凡有皆象也，凡象皆气也。"《论衡·言毒》说："万物之生，皆禀元气。"元气论认为，世界统一于"气"，"气"是构成世界的最基本元素，自然界包括人的机体演化，最终都是由气的变化决定的。

**2. 天人相类**

"天人相类"即"以类合之，天人一也"，意思是指天和人是同类的。董仲舒将人看作是天的"副本"，人的血肉之躯与天相"副"，人的"血气""德行""好恶""喜怒哀乐"也都是天的状态、性情、季节的化合物。"天人相类"蕴含两个方面的含义：一是指天人结构相类，二是天人属性相类。天人结构相类是指天、人具有相同或相类似的形态结构。道家认为，宇宙自然不过是人体的放大，而人体则是缩小了的宇宙自然，人体与宇宙自然是相同结构的。内丹书中常用"人身一小天地，天地一大人身"来概括。天人属性相类是指人性和天性具有相似性和一致性。西汉哲学家王充在《论衡·命义》中说，人"禀气而生，合气而长"，在他看来，人的性是由天的"气"决定的，人性和天性是一致的。孟子更为明确地提出天人同性的观点，认为天性和人性是相通的。《孟子·尽心上》说："尽其心者知其性也，知其性则知天矣。"竭尽了人的本心就知晓了人的本性，知晓了人的本性就知晓了上天。人的心、性都与天相通。故《中庸》中讲道："能尽人之性，则能尽物之性；能尽物之性，则可以赞天地之化育；可以赞天地之化育，则可以与天地参矣。"

### 3. 天人一道

天人一道是指人与天地不仅同源，而且遵循共同的运动变化规律，即人与天地皆由阴阳二气交感化生而成，皆由阴阳二气矛盾运动而发展，人与天地本质上共有阴阳之道。《春秋繁露·同类相召》曰："天有阴阳，人亦有阴阳，天地之阴气起，而人之阴气应之而起。人之阴气起，而天地之阴气亦宜应之而起，其道一也。"强调天道与人道并不矛盾，而是融会共通的，二者的契合点就是"道"。"道未始有天人之别。但在天则为天道，在地则为地道，在人则为人道。"宋代的程颢、程颐认为，人道与天道具有一致性和共同性，进而造成天有怎样的规律，人也有怎样的规律。人的规律可在天的规律中找到根据，天的规律则必然在人的规律中得到反映。人只有"与天地合其德，与日月合其明，与四时合其序，与鬼神合其吉凶"，才能掌握自然法则，实现天之命与人之性的整体一致。

### 4. 天人和谐

古代传统文化的一个最主要特征就是追求人道与天道的统一，即达到"天人合一"的境界。《庄子·齐物论》曰："天地与我并生，而万物与我为一。"即指出自然与人类原本是合一的、和谐的，故人应当顺应自然，与自然和谐相处。

中国文化中的天人合一并不是天人完全不分，而是强调天人之间相互联系、相互作用，不能把认识的客体仅仅当作与认识主体毫无关联的对象来观察，而是在与认识对象的互通、交融中感受它的存在，领会它的精神。在具体的认识过程中，事物被当作统一的、不可分割的整体来考察。既不是把对象分解为单元、要素，也不是以逻辑推理来认识事物。它立足整体，统筹全局，在动态中把握和协调整体与部分的关系，从整体上寻求解决复杂系统问题的方法。比如，阴阳五行说就奠定了中国整体思维方式的范畴。阴阳学说认为阴中有阳，阳中有阴，二者互相渗透，互相补充，形成一个整体。

## （二）天人合一观对中医学的影响

天人合一观作为中国传统文化的核心思想，把天人看作统一的有机整体，规定了人的物质性、人的价值取向，以及人的认识方式与思维方式，规定了中国哲学的基本走向，并渗透在中华民族的文化心理结构之中，深刻地影响了中国古代的天文学、农学、医学这三大实用科学体系的形成与发展。中医学以天人合一观为哲学基础，以此作为自己的世界观、方法论和价值观，来建构中医理论体系并指导中医临床实践。

天人合一观最突出的特征就是整体观念，中医学强调人与自然和谐一致，以整体观念作为中医理论体系构建的最基本原则和出发点，在此基础上形成富有特色优势的理论体系和诊疗方法。中医学认为：人与自然环境，上至天，下至地，是一个不可分割的有机整体，天与人是和谐统一的；人自身内环境的五脏六腑、气血津液、肢体九窍等也是一个有机整体；人与人之间，即社会也需要协调，亦为一个整体。认识人体和诊治疾病必须注意到自然和社会的诸多因素。人体的生理过程与天地自然变化有相应的联系和共同规律，主张医之为道："上合于天，下合于地，中合于人事。"中医学关于天人合一观的认识主要体现为天人同源、天人相应和天人相参等。

### 1. 天人同源

天地自然界是人类生命进化之源，又为生命延续提供必要的条件。《素问·生气通天论》里说"天地之间，六合之内，其气九州九窍，五脏十二节，皆通乎天气"，提出"生气通天"之论，并称"人以天地之气生，四时之法成"，"人生于地，悬命于天。天地合气，命之曰人"等，这就是说，人的生命是由"天"（大自然）的"气"合"地"的"气"而形成的。《灵枢·决气》曰："人有精、气、津、液、血、脉，余意以为一气耳。"认为人的精气体液血脉无不出于气，这都说明了人与天地万物有共同的起源和属性。《灵枢·本神》指出："天之在我者德也，地之在我者气也，德流气薄而生者也。"也说明人与大地自然同源于气。

### 2. 天人相应

"天人相应"把自然界看成一个有机整体，人是由自然界演化而成，是自然界的产物，自然界为人类提供了赖以生存的条件。人体的本身又是一个小的自然界，人体也有着与大自然相类似的各种变化。中医学认为，世界上一切有形的东西，包括人与天地自然，都来源于无形的气，又都受到阴阳五行学说的支配。因此，人与天地之间必然会存在某种相应、相通的关系，这就是天人相应的思想。所以《灵枢》提出："人与天地相参也，与日月相应也。"人体的生理过程与天地自然变化有相应的联系和共同规律，自然界的各种变化必然会影响人体，从而引起人体的相应反应。概而言之，即人与自然界息息相通。《素问·天元纪大论》中提出："天有阴阳，地亦有阴阳"，"天为阳，地为阴，人亦应之"，认为人与天地都有阴阳，且天地之阴阳与人之阴阳彼此相应。《灵枢·刺节真邪》也提出，人"与天相应，与四时相副，人参天地，故可为解"，主张医之为道，"上合于天，下合于地，中合于人事"。在《内经》有关藏象经络的诸多篇章中，认为人体内在脏腑的生理活动、病理变化，不仅与外在肢体器官的功能形色之表象相关联，而且还与其外在的时空（即四季五气、四方五位）相通应。

"天人相应"观的主导思想是指人体的变化，是与自然界的变化相一致的，人体的生理过程也随自然界的运动和生活条件的变更而发生相应变化。《内经》指出："春生、夏长、秋收、冬藏，是气之常也。人亦应之。"所以观察人体生理病理变化，不能仅仅孤立地着眼于机体本身，而应看到人与自然界存在着有机联系，强调在养生、预防疾病及诊治疾病时，应察照天地阴阳变化，注意自然环境及阴阳四时气

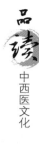

候等诸因素与健康与疾病的关系及对其的影响，必须做到因时、因地、因人制宜。

"天人相应"观除了强调人体本身具有适应自然的能力，同时又强调人类应当积极地去适应自然界的变化，主动地养生防病。人应顺应天地自然的规律，与大自然保持一致，顺从大自然的变化，才能保持健康，预防疾病。《素问·四气调神大论》曰："阴阳四时者，万物之终始也，死生之本也，逆之则灾害生，从之则苛疾不起，是谓得道。道者，圣人行之，愚者佩之。从阴阳则生，逆之则死，从之则治，逆之则乱。"《素问·上古天真论》还强调人类应主动地适应自然界的变化而养生，提出"法于阴阳，和于术数"，"和于阴阳，调于四时"。《素问·四气调神大论》亦论述，"春夏养阳，秋冬养阴，以从其根"，以适应四时阴阳之气盛衰的变化。《素问·移精变气论》又提出："动作以避寒，阴居以避暑。"适应四时寒暑的更易，还当"避其毒气"（《素问·遗篇刺法论》），要求人们主动地防御自然界各种致病因素的侵袭，以达到养生防病的目的。故《灵枢·本神》说："智者之养生也，必顺四时而适寒暑……节阴阳而调刚柔，如是则僻邪不至，长生久视。"

### 3. 天人相参

人与天同源、相应，人们就可以通过天地认识人体，也可以通过人体的生理、病理发展变化规律进而认识天地发展变化规律。或以天地自然验证关于人体的认识，以人体验证关于天地自然的认识。所以《素问·气交变大论》曰："善言天者，必验于人；善言古者，必验于今；善言气者，必彰于物；善言应者，同天地之化；善化言变者，通神明之理。"又注重"人与天地参"，认为"天有其时，地有其才，人有其智，夫始能参"，但人必须"赞天地之化育"，才能"与天地参"。

# 二、"天人相分"与西医学

## （一）西方传统哲学的"天人相分"说

西方文化源头主要是古希腊和古罗马，在古希腊和古罗马时代曾出现类似中华民族的有机整体的自然观，如赫拉克里特就认为"世界是包括一切的整体"，毕达哥拉斯则把天看成是一个和谐的整体。但是，这种整体观并没有得到充分的发展。相反，把人与自然对立起来的"天人相分"观却得到了全面发展。古希腊的哲学家们针对原始文明中人与自然浑然一体、主客不分、缺少自我意识的状态，开始将人类从原始混沌的朦胧状态中分离出来，开始确立起"天人分离"的二元分立的思维模式。古希腊哲学家柏拉图的"理念说"把理念世界和现象世界对立起来，破坏了以"物活论"为代表的人与自然不分的原始的"天人合一"观，在一定意义上分离了思维与存在、主体和客体。普罗泰戈拉提出了著名的命题，"人是万物的尺度"，强调了人的主体地位。中世纪时，犹太教和基督教在《圣经》中提出上帝创造人和世界的观念，指示人们说："要生养众多，使你们的后代遍及世界，控制大地。我要你们管理鱼类、鸟类和所有的动物。"（《旧约·创世纪》）授予了人统治自然的权利，正如《圣经》所言："凡地上的走兽和空中的飞鸟，都必惊恐、惧怕你们。连地上一切的昆虫并海里一切的鱼，都交付你们的手。凡活着的动物，都可以做你们的食物。这一切我都赐给你们，如蔬菜一样。"根据《圣经》所说，人是上帝任命的生物圈的主宰，并且有权代表上帝统治世界，随意支配世间的一切。兰德曼指出："正像宗教世界观使上帝成为世界的主宰一样，它也使人类在上帝的特别关照下成了地球的主人。"这就是人与自然对抗的二元论。

但是，对于什么是"天人相分"，什么是"主客相分"，以及什么是

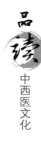

人的主体性等观念是在 16 世纪以后的西方现代哲学中才系统阐述的。

文艺复兴运动后，人文主义和理性主义开始在西方觉醒。黑格尔认为，文艺复兴使历史"踏上了一个转折点"，人"发现了自然和自己"，哲学一下"转入了主体性的领域"。西方近代哲学的奠基人笛卡尔提出了"我思故我在"的命题，被称为近代"我"的觉醒。笛卡尔认为，思维是人的本质，"我"是思维的"主体"，有思维的"主体"就必然有相对应的客体，而且主体与客体是彼此对立的实体，二者谁也决定不了谁，形成了西方哲学史上的"主客相分"模式，确立了人的主体性地位。从此，主客关系获得了完全的意义，"主客相分"是成为西方思维方式的内核，成为西方传统哲学和文化的核心和灵魂。

"主客相分"的思维方式把客体与主体分离开来，表明主体之外的一切事物都成为主体考察和认识的对象。人作为认识主体，为了获得对外界事物的本质和规律性的认识，将整体事物进行层层分割，分解为许多单一的部分和要素，运用逻辑推理和实证的方法，获得对部分和要素的准确认识，再把这些对部分和要素的认识综合到一起，从而获得对整体事物的本质和规律的把握。人们运用"主客相分"的思维模式创造了先进的科学技术和发达的生产力，创造了丰富的物质财富和发达的物质文明。这种"主客相分"思维模式实质上是把人与对象世界区分开来，甚至对立起来，把人提高到主体性的地位，人成为自然和社会的双重主宰。人类借助科学技术，"就可以使自己成为自然的主人和统治者"，成为"自然的立法者"，人类为了满足自身的生存发展需要，不断向自然界索取甚至掠夺，加剧了人与自然的对立，导致了现代人类文化价值的失衡，从而最终引起全球的人类危机。

（二）"天人相分"说对西医学的影响

西方传统哲学的"天人相分"思维模式将人与自然割裂开来，在认识论上表现为主观与客观、人与外物的严格界限和对立，形成心物、身心、主客、天人相分的理念。在"天人相分"观念中，人是价值的主体，是世界的最高主宰，自然界中的其他一切不过是用来满足人类这个主宰需求的工具而已。"天人相分"观念强调人要征服自然、改造自然，只有征服了自然才能求得自己的生存和发展，只有改造自然，才能使自然符合人的需要。征服自然和改造自然成了西方文化的永恒价值追求，也成了西方科学发展的历史使命。西方医学以这种态度来对待人体生命和疾病，遵循"征服自然"的思维。西方人对自己的身体同样感兴趣，把自己的身体作为一个外界研究对象，将人体产生的疾病作为征服和控制的对象，主要表现在以下几个方面：一是西医学将人体作为物质实体来研究其物理构造，重点关注人体的躯体、器官、细胞、生物分子等形态结构性因素，而忽视人的自我感觉、心理、情感等主观因素和社会环境因素的影响，所以解剖学也就孕育而生了；二是西医学以人体解剖生理学为基础，采用控制边界条件的实验方法，以生理、病理的客观指标为诊断依据，力求找到实体病因、病灶，但常常忽视人体内在系统的功能作用；三是西医学在疾病的治疗上，遵循的是对抗思维，运用的是战争模式，采取的是"对抗治疗"。西医把疾病当作敌人，采取的态度就是抵抗、征服和消灭，所以，西医总是想方设法利用各种高科技手段发现实体病因，找到病灶，然后再针对各种致病因素，利用各种高科技手段研制出各种药物，借用药物消灭细菌、病毒，运用药物抗菌、抗感染、抗炎、抗癌、抗病毒、抗增生、抗衰老、抗纤维化、抗高血压、抗精神病等，通过"抗"来直接消除这些实体病因、病灶。针对那些运用药物抵抗不了的，则借用手术等高科技手段摘除或替换某些病变的组织、器官，替代人体的某些功能，所以，西医可以手术换肝、换肾、换心，什么都换。化学合成药物的新旧替代与手术疗法是天人分离关系在西医实践中的典型表现，在这方面，近代西医学确实取得了巨大的成就。但是，手术带来的后遗症和化学药物的滥用带来的负面后果不容忽视。

# 第三篇

感悟中西医思维方法

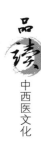

# 整体系统思维与分析还原思维

    思维是人类特有的，我们通过思维这种精神活动来将我们所观察到的事物进行判断、分析、整合，目的是对我们所认知的事物能有更深层的了解，更具逻辑性、规律性。一般而言，思维这种能力是建立在所获得的信息的基础上，尤其是文化所传递的信息。故而中医与西医思维方法之所以有如此大的差异，和文化的影响也是密不可分的。思维的载体是人，而人是社会的人，在不同生存条件下，会产生不同的生活方式、不同的群体模式，甚至不同的思维模式。本篇将对中西医的思维方法差异进行对比分析，找出二者的利弊长短，并希望以此能让读者对中西医的思维方法有更全面深刻的认识，从中取长补短。

    中西医是两种具有不同理论体系的生命科学。中医注重"天人合一"的整体思想，不仅注重天、地、人的和谐统一，还注重人体的整体性及其他事物之间的联系性，并且我们将这样的思维方法概括为整体思维。而与中医不同的是，西医在研究生命和疾病时，运用了分析还原的思维方法，特别是当解剖学高度发展，各类精密仪器发明之后，使得西医对人体生命的观察进入到细胞分子等更细微独立的水平。下面将具体阐述整体思维和分析还原思维的内涵。

# 一、整体思维与中医学

中医整体思维包括的内容是很丰富的，下面我们将从最突出、最容易体会的几点来论述，如"天人合一""五脏一体"，以及"形神一体"。

## （一）天人合一

"天人合一"这个观念，追溯其理论源头，就不得不提到老子所说的"人法地，地法天，天法道，道法自然"，即一切应顺乎自然，天、地、人都必须顺乎这个"道"，这个"道"在老子那，即是自然之道。而庄子也提出过类似"天人合一"的思想，但是庄子的"天人合一"很具有虚幻色彩，就好像他提到的在梦中梦到自己变成了蝴蝶一样，他提出的"天人合一"的概念更像是为了达到一种"物我合一"，解放人性，摆脱肉体束缚，复归自然的境界。到了董仲舒的《春秋繁露》则言"天人之际，合而为一"，实则是为提出皇权天授以助巩固皇权的，这正好迎合了出身平民的刘邦，即使皇位不是世袭继承，也得到得理所应当，于是这个"天人合一"的理论就被大肆推崇。

而由西边外传入东土的佛家亦有相似的理论，他们的天就是佛，而人和佛是可以相互感应的，认为虔心修炼的人会感受到佛祖的旨意，这也是一种"天人合一"。同时，佛家也讲究"自然而然"，凡事不刻意，才可无意而得修为，以期达到"天人合一"的境界。

了解了古代传统哲学中"天人合一"的内涵，但是"天人合一"在中医学里又究竟有什么内涵呢？让我们从中医的经典《内经》讲起。

首先，是"天人同构"，如《灵枢·邪客》说："天圆地方，人头圆足方以应之。天有日月，人有两目。地有九州，人有九窍。天有风雨，人有喜怒。天有雷电，人有音声。天有四时，人有四肢。天有五音，人有

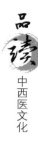
五脏。天有六律，人有六腑。天有冬夏，人有寒热。天有十日，人有手十指。辰有十二，人有足十指、茎、垂以应之；女子不足二节，以抱人形。天有阴阳，人有夫妻。岁有三百六十五日，人有三百六十节。地有高山，人有肩膝。地有深谷，人有腋腘。地有十二经水，人有十二经脉。地有泉脉，人有卫气。地有草蓂，人有毫毛。天有昼夜，人有卧起。天有列星，人有牙齿。地有小山，人有小节。地有山石，人有高骨。地有林木，人有募筋。地有聚邑，人有腘肉。岁有十二月，人有十二节。地有四时不生草，人有无子。此人与天地相应者也。"这段话中所举之例说明，人体类似一个小的宇宙，就像是自然的缩影。所以我们在观察人体的结构和学习中医的医理时，亦可运用"天人合一"的思维模式，即可参考自然界中相类似的结构来理解。比如在学习经络腧穴时，我们可以看到其命名大多和山川河流有关，还有以鸟兽命名的；还有中医诊断学中对色泽的描述，也是类比于自然的，如有华的病人，青如翠羽则主生为善色，无华的病人，青如草兹则主病危为恶色，以此来判断病情的深重，有时甚至可以用来预测生死。

其次，是"天人同律"，就是人体的生理和病理规律，是类似自然天地的，比如自然界有生长化收藏，人体有生长壮老已；又如《素问·阴阳应象大论》曰："故清阳为天，浊阴为地。地气上为云，天气下为雨；雨出地气，云出天气。故清阳出上窍，浊阴出下窍；清阳发腠理，浊阴走五脏；清阳实四肢，浊阴归六腑。"这里就是将人体的"清阳"和"浊阴"类比为天地之气，而人体的阴阳之气也好，天地之气也好，二者的升降运动特征是相同的。虽然云雨是常见的自然现象，以此来描述却十分形象，可以很直观地被感知和观察到，古代的哲人们也喜欢将这种观物感知的直觉思维用于很多事物和道理的解释中去，典型的代表就是庄子。庄周可以说是中国最早的寓言故事大师，读"庄生晓梦迷蝴蝶"，可知结尾我们的大寓言家是怎么问的？他说："不知周之梦为蝴蝶与？蝴蝶之梦为周与？周与蝴蝶，则必有分矣。此之谓物化。"其实庄子只是用心良苦地想用这看似荒诞的神话故事，告诉我们什么是"物化"，即宇宙中万物之间是可以转化，事物自身又可以在一定条件下发生变化，而"物化"的概念应用于人体亦是如此，比如"物极必反"、阴阳的相互转化、气化作用等。其实，中医理论中也有很多和"物化"有关的，就好像我们最直接的感受就是当外界环境发生强烈改变，人体正气又不足，就会生病一样，产生病理改变，和原来的体质能一样么？这也就是发生了一种"物化"。而庄子的"物化"思想形成，就是来自于观物感知的直觉思维。

还有就是"天人感应"。简单来说，就是在人类的生活劳作过程中，必然受到自然环境和社会环境的影响，而人类的活动亦会反作用于自然和社会。而这种感应同时也是一种人和社会、自然之间信息的传递，而传递的介质就是古代哲人认定的无形的"气"。虽然在最初，"天人感应"是用来描述天意和人事之间的相互感应，但这就涉及"人定胜天"还是"天定胜人"的争论，所以这里决定从"致中和"的角度来阐释。不论是人定还是天定，都是在讨论谁是主宰，但是人是自然的人，亦是社会的人，如果将自然看作"天"，社会看作"地"，以《周易》中"求和"的理念，那么"天、地、人"必须融洽相处，才能达到一种"生生不息"的境界。而古人大多认为"天人感应"的最高境界就是"天人合德"，中医也有同样的要求。古代医家都是讲究医者"德性"发展的，对于医生的要求是大医精诚，有的医家甚至以"一腔浑是活人心"来自勉。而对于想要达到一定修为的人，更是要求与天同德，就好比对于医师的评级，古代有上医、中医、下医的评价标准，如果德性境界不高，是无法参透宇宙和生命奥秘的。相对于中医治已病、下医治大病，大医则治未病，这种治未病的标准，更是注重"以德润生"，而对德性的"修炼"，其实有点类似于道家的内丹功，通过"炼精化气、炼气化神、炼神还虚、炼虚合道"来完成"性命双修"，以期延年益寿。那么就"治未病"这一点就能明显看出中医与西医的不同，这种将人体的"精、气、神"看作一个整体的"天人合德"就像是人的"神"从宇宙中获得了正能量，带动整个机体的"精"和"气"更高效地运作。

## （二）五脏一体

"五脏一体"观所涉及的内容并不是单纯的"藏象学说"。从表面上看，"五脏一体"是人体的机能活动建立在心、肝、脾、肺、肾这五个生理系统上，并通过经络系统相互联络、相互协调，维持机体的协调平衡。而脏腑和经络的功能，古代哲人医家是如何观察到的呢？又是在怎样的思维驱使下产生相关理论的呢？让人不禁就联想到了一观五脏六腑、二观经络循行的"内景返观"。而这种"返观"其实是一种自省或者说是一种自我思辨，因那时的医家方士没有任何仪器，故只能依靠简单的解剖学知识和直觉思维来揣摩和解释人体的生理病理。但是，这种看起来很感性的直觉思维也是通过理性地观物感知而来的，并非凭空捏造。中国传统文化中有一句话叫"只可意会，不可言传"，其实和"内景返观"有异曲同工之妙，都是一种最原始的思维模式——"心悟"，正如《素问·八正神明论》中所说的："神乎神，耳不闻，目明心开而志先，慧然独悟。口弗能言，俱视独见，适若昏，昭然独明，若风吹云，故曰神。"这里可以算是首次提到了心悟法，而心悟也是中医理论中所特有的直觉思维，在诊断时多是在这种思维的引导下，静息思虑，体察病情，司外揣内，并以四诊合参来辨证论治。这种所谓的"心悟法"，正是基于"内景返观"折射出的整体思维，是古代医家方士将"天人感应"的宇宙和生命宏观认识运用到对人体自身的感应。通过这种返观，他们发现了脏与腑之间的联系，脏腑与经络之间的联系，甚至与诸窍百骸都形成联系而合为一体。面对浩瀚宇宙时，人类充满了疑问和好奇，希望通过一种方式来解答和解决，于是无数智者反复思量"上穷天纪，下及地理，远取诸物，近取诸身"，而在构建医学理论时，更是应用了这样的思维，由宇宙这个外而看到了人体这个内，并且发现如果从人体表面的一些变化，如舌、色、脉等的外在之象，也能判断内在脏腑经络的变化异常，这就是对中医哲学思维中"司外揣内"的运用，它是以整体思维为基础而产生的，也是中医辨证论治的基础，更能从宏观上全面直接地把握人体和疾病的规律。

### （三）形神一体

中医学的形神观不仅包含对人体整体生命活动状况的阐释，还包括对机体与所处的外界环境（自然和社会）之间关系的分析，是一种物质与精神的辩证统一。对于"形"的理解，我们除了知道它包括脏腑、经络腧穴、官窍百骸及精气血津液等，还有就是"形"这个字的本义，不仅是作为名词用，也可以作为动词，如"有诸内，必形诸外"。而对于"神"的理解，据《说文解字笺》的记载："天地生万物，物有主之者，曰神。"即天地所生之万物皆有灵，都受到神的主宰。不过中医里的"神"不是有超能力的神明，而是"神气"，"神气"来主宰人体生命活动，故而生命活动的基础之一就是"精神内守"；另外，神也可以产生思维意识感觉，并藏于五脏之中，如"心藏神，肺藏魄，肝藏魂，脾藏意，肾藏精志也"，这句话就表现了最典型的"形神一体"观。另外，《周易·系辞》说："阴阳不测之谓神。"这里"神"之本义为"申"。"申"，"电"也，古人以此来描述自然界中变化莫测的现象，也可以看作是对"神"的特性的描述。

那么"形"和"神"要如何一体呢？其一，"神"是必须依附形体来主导生命活动的，同时，"形"的生命活动变化受到神的作用，如《素问·上古天真论》曰："故能形与神俱，而尽终其天年。"其二，形神要和谐统一，即人的情志活动和形体劳作要协调，才能维持机体正常运作，对这一点的理解，有助于我们理解"情志致病"，对我们自身情绪调节亦有启发。比如我们如何让每一种情绪都表达得刚刚好，并控制好我们的"七情六欲"呢？很难，但不是不可调节舒缓的，如许多有名的医家都有爱好，有爱好书法的，有乐于琴瑟的，越是得道，越是懂得如何自我

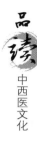
调节，不让功利的思想来控制自己，而只是要求自己做到"气定神闲"，那么形体自然就和谐了。其三，"形气"和"神气"是可以相互反映的。《素问·移精变气论》中提到："得神者昌，失神者亡。"这是一种精神调摄治愈法。我们在诊断时，对人体"神"的判断是十分有助于对病情的预测的。另外，在治疗时，"形神一体"也提醒我们除了要关注病患形体上的疾病，同时也要顾及病人的情绪变化，形与神要结合起来调养。其四，世界卫生组织提出"健康"的概念为"健康不仅是躯体没有疾病，还要心理健康、社会适应良好和有道德"，这就是一种"形神一体"，而且扩大了传统意义上健康的范畴，也涵盖了心理、外界的自然和社会环境对人体影响的内容。

## 二、分析还原思维与西医学

西方的还原分析思维是对研究对象不断进行层层分析，恢复其最原始状态，化整体为部分，并将事物由高级复杂的形式分解到低级简单的形式，强调分析、实验和定量研究。这样的思维模式其实是将人体看作可拆分的机器，先是进行九大系统分析，然后是器官组织分析，再深入到细胞分子的层面来研究人体，而近年来基因学的发展更是将西医推动到了更微观的视角。

对于西医的还原分析思维的理解，我们可以从西方理性文明开始谈起，这就要追溯到 15 世纪到 17 世纪的大航海时代。从 15 世纪开始，欧洲许多实力强盛的国家都派出船队，希望在海上发展新的贸易路线和贸易对象。这样盛大的文化和贸易交流对整个世界产生了极大的影响，许多学科在这个时代极速发展，比如地理学、天文学、机械学等，医学更是被推动着大步前进。战乱纷纭，如君士坦丁堡的陷落，还有各类疫病暴发如黑死病，都提供了大量的病患和可供解剖研究的人体。紧接着，16

世纪文艺复兴后，资本主义遍布欧洲，更多的人开始质疑宗教，想摆脱宗教，并开始相信科学技术的力量，现代西医也在强大科技的支撑下大踏步前进，一些仪器的发明使对人体的观测更微观深入。于是，在古希腊希波克拉底建立的西医学基础上，又形成了一个完整的理论体系，并将现代科学还原论思维方式融入研究实验，形成了现代西医的思维模式。

这种思维模式直接指导西医的临床理论。首先，从现代临床诊断来看，医生所下的诊断都是因为某一个病症达到了某些指标而做出的判断，比如突发胸痛或伴发心律失常、休克、心力衰竭等，首先是进行心电图、血清心肌酶测定和肌钙蛋白测定，在对以上一系列数据进行动态观察的同时还要进行一些检查来鉴别诊断。西医的诊断是不同于中医的，是通过一个个小的细节来拼凑出对于某一个疾病的描述，大多是对数据的分析整合。如果这些数据符合医生在经验中对某一疾病的印象，他就会做出相应的诊断。还有对病因的分析，西医多依据病理学，像病毒、细菌感染，或器官组织的损伤、变性，都是在分析还原论的思维下，进行数据分析。而人也就像是一个巨大的数据库，甚至每一个细胞都含有无数个数据，甚至细化到每一个基因片段，都是数据的集合。于是在分析病因时，西医主要采取收集数据的实验等科学实证手段，即可简单清晰地说明问题之所在，更形象具体。另外，西医在治疗上多是以去除病灶、修复损伤、消灭异体等思维模式来指导临床的。比如手术治疗切除坏死的部分，或者像疝气修补术，还有抗生素治疗细菌感染等，都是经过分析病因，还原病因的本质，来进行针对性的治疗和干预。

# 三、中西医思维方法起源对比

从学科结构来看，中医不是单纯的生命科学，而是对生命和宇宙的整体性认识，融合了古代哲学、天文学、地理学、气象学、物候学、农

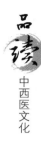
学、植物学，甚至酿酒技术和冶炼技术等；而西医的分析还原思维是将生物学、化学、物理学、实验学、统计学和数学融入自然科学中产生的。这种学科结构的差异，也是文化结构差异的表现。不论中医还是西医，医学行为都是社会化的，必然会受到文化的影响，进而产生不同的结构模式。

中西医理论都来自于各自文化的积淀。中医起源于先秦文化，而西医起源于古希腊地中海文化。先秦哲学的精神是"无"，而古希腊哲学的精神是"有"，而"无"在中国古代哲学中是大于"有"的。就像"道生一，一生二，二生三，三生万物"一样，这个"道"就是万物的"源"，而"道"就是不存在的"无"，可以生万物，于是"无"的这种"生成"思想，就可以不断延伸，用于辩证地看待整个世界，包括人体。正如宽和广的极致是无边无际，所以这个"无"是能涵盖一个整体概念的，这也就是为什么中医在这个"无"的文化中，产生出整体观念。相对于中医的"无"，西医是"有"。在原子论的指导下，西医理论认为这个世界是由可不断分割的原子构成的，人更像是机器一样可以拆分成一个个零部件，也可以再重新组合，这就是器官移植理念的内涵。从化学角度来看，人是由蛋白质、糖、水、脂肪等构成；从数学的角度看，人是无数个数据构成，现代医疗检查仪器获得的就是一个个数据。正是基于这种"有"的思想，对于脏腑的了解，西医重结构，而不像中医重功能。

# 四、两种思维方法对现代医学的意义

现在，西方医学已经开始由"生物医学"转向"生物心理社会医学"。后者相对前者，也可以看作是一种"整体观"，也就是说，西方医学也看到了整体观念和思维的重要性。但其实，西医是不是就没有整体观了呢？不然，只是西医的整体观是将每个拆分的部分加和到一起，其根本还是"还原论"，或者说是古希腊"原子论"在近代复兴的产物。举例来看，以西医的分析还原思维来分析时，"1+1＝2"，而以中医的整体思维分析，则可得出"1+1＞2"的结论，所以在分析病因时，这两种思维就会有不同的结果。西医在还原分析思维的驱使下，越来越注重病因，并且注重将病因还原到病原微生物；而中医在整体思维的驱使下，注重的是致病的机理，针对如何形成"证"来制定治疗和预防方法，而这个治未病的预防思想，就是"1+1＞2"中多出"2"以外的部分。所以，西医研究如何治病，中医是研究如何不致病；西医的研究对象是病，而中医研究的对象是得病的人。所以，分析还原思维是将疾病脱离于个体研究的，虽然能更清楚地认识到某些疾病发生的原因，但是当把这个疾病放到不同的个体和复杂的状态下时，很多东西就难以解释了。而中医从一开始就是对病人整体的研究，而且中医的诞生不是为了治病，而是为了预防疾病发生，就像一个人的肝查出有问题了，西医首先是治疗肝的疾病，但是中医会想到要同时"安脾土"，预防脾胃疾病的进一步发生。

对两者思维模式进行对比分析的主要目的是，我们要从西医中吸取优质的更具生命力的源泉，不是套用现代西医的模式去研究中医，就好像现代医药建立"证"的模型来进行实验，就有点远离中医的整体思维。还有像现在的颗粒剂，一副方剂放在一起煎熬治某个疾病效果明显，但是单独提取再混合冲泡，效果就没那么显著，虽然颗粒剂更方便服用，但这并不是我们想要的结果。我们真正应该做的是向现代西医学习创新的思维、实证的精神，同时坚守中医优良的传统文化，用新的现代化的仪器，去验证我们的中国传统医学不只是"经验"医学，进而拓展中医的研究方向，更好地发挥中医的优势。从思维内涵上来看二者，分析还原论指导人类不断深入地"认识自我"，而中医的整体系统思维是注重"自我完善"的，所以辩证地看待这两种思维，合理地利用，"认识自我"和"自我完善"有机地结合，就是一种"自我提升"。

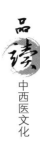
# 取象比类思维与理性抽象思维

中西医思维方法的差异也体现在取象比类思维方法与理性抽象思维方法的应用上，中医学侧重于前者，而西医学侧重于后者。

## 一、取象比类思维与中医学

让我们来举一个例子。桌上放着一个桃子，桃子的直径大约有 10 厘米，底部略宽而顶部尖，这是桃子的外部形状；色泽粉红，表皮有细小绒毛，这是桃子的性质；由表皮、果肉、果核 3 部分组成，这是桃子的结构；酸甜可口，水分丰富，这是桃子的内在机制；未成熟时酸涩，成熟后甘甜，熟后久置会腐烂，这是桃子的运动发展形态；桃子是人们熟悉和喜爱的水果，这是桃子与周围事物间的联系。以上这些共同组成桃子的客观形象，人们将桃子的共同属性进行抽象和概括，就形成了形象思维中的观念形象——意象，形象与意象共同构成了取象比类思维方法中的"象"。

"象"这个字的含义源于《周易》"象者，像也"。此处的象有两重含义：一指卦相，即八卦和六十四卦；二指物象，即八卦所象征的事物和六十四卦构成的物象。《周易》认为，伏羲取法天、地、雷、风、火、水、山、泽之象，运思构建了乾、坤、震、巽、坎、离、艮、兑之卦爻，从而对世间万物及其运动方式和规律进行了合理的诠释。《周易》中象的概念，其形成的理论基础是视世间万物为相互联系的有机整体。在思维过程中，以"象"为工具，"取象"是为了归类或比类，以实现认识、领悟、模拟客体的目的。

由此我们可以认为，取象比类是在观察具体事物和意象的基础上，将动态属性、功能关系、行为方式相同相近或相互感应的"象"归为同类，通过认识、领悟、模拟客体的方法，由具体事物或意象分析推知抽象事理的思维方法。这种思维方法是以具体的事物和意象为载体，在大量观象、取象的基础上，以想象推理为媒介，通过广泛联系，比附推论出事物内在本质和运动变化的规律，其本质是独具特色的直接分析推论的逻辑方法，具有直观形象、明白晓畅、启发思路、强化记忆的作用。

取象比类的思维方法是中医基础理论形成的关键所在。先哲在大量观象的基础上，依靠思维的抽象活动，分析概括、综合归纳事物的现象和本质，确定它的抽象属性，并借助于特定的形象加以标识，这就是"立象尽意"和"得意忘象"的思辨过程，也是中医思辨的基础。

我们再来看一个例子。《灵枢》中记载黄帝向少俞求教，不同的人同时感受邪气而患病，为何所患疾病却不相同？少俞举工匠砍伐树木为例，树木本身的阴面和阳面有坚硬与松脆的不同，坚硬的不易砍入，松脆的容易被劈裂；同一棵树木的不同部位也有坚硬、松脆的区别，坚硬的地方不易砍伐，松脆的地方就容易被砍伤。更何况不同树木之间，树皮的厚薄、所含汁液的多少也都不相同，开花长叶较早的树木，遇到早春的寒霜和大风，就会花凋叶枯；木质松脆、树皮薄的树木，遭长久曝晒或大旱，就会枝条汁液减少、树叶枯萎；树皮薄而汁液多的树，逢长期阴雨连绵，就会树皮溃烂，水湿漉漉；本质刚脆之树，遇到狂风骤起就会枝条折断而树干受伤，遭受秋霜和疾风就会根摇叶落。在不同气候条件下，树木受到不同伤害的表现都不相同，何况不同的人呢！树木的损伤，主要表现为伤及树枝，如果树枝坚硬就不会受损伤。人体也是因为骨节、

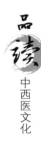

皮肤、腠理等部位不够坚固，邪气侵入停留，才会经常发生疾病。

这个例子里，少俞通过观察不同的树木遇到气候异常变化时的不同表现，以及取刀斧砍削树木结果不同，源于树木本身质地的差异之象，比附推论疾病的形成不仅同外在因素有关，同人的体质关系更为密切。体质不同，发生的疾病也不相同，故而得出结论，人的体质强弱是诸邪侵袭人体后发病与否的关键。

《周易》以阴阳为事物运动状态的象征归类，以五行为事物功能状态的象征归类，中医法《周易》之象理，通过取象比类方法，感知自然、人体、疾病的现象，建立各事物间的联系，并通过这种联系来认识事物的功能属性及特征规律，以达到把握人体生理、病理本质的目的。中医学将阴阳五行理论贯穿于医学理论的各个系统，将五脏与六腑、五官、五体、五志、五华、五声、七情相互联系，创造了独特的中医藏象学说，依天象、卦象、脉象、舌象、声象等象的一致性，获得表象与抽象的表达配匹，类推人体内在的生理情况和病理变化的深层关系及内涵。下面我们就具体分析中医理论是如何在运用取向比类思维的基础上建立起来的。

## （一）阴阳之象

"阴阳"最初的含义指日光的向背。在《说文解字》中，阴阳已经具备了天地、上下、明暗的引申义。春秋战国时期，阴阳学说逐渐形成，《周易》提出"一阴一阳之谓道"，《道德经》曰"万物负阴而抱阳，冲气以为和"，阴阳成为具有对立统一含义的哲学概念。阴阳是事物普遍存在的相互关联、相互对立的两种属性，阴阳相反相成是事物发生、发展、变化的规律和根源。阴阳表示宇宙间一切事物和现象的对立统一关系，它不仅存在于两种互相关联而性质相反的事物上，也可以阐释同一事物内部互相对立的两个方面。阴阳之间具有阴阳交感、阴阳对立、阴阳互根、阴阳消长、阴阳转化的多重关系。

中医学运用阴阳学说，对生命体的形态结构、功能活动、病理变化、诊断辨证、预防治疗进行阐释和指导。人体上下、左右、内外、表里相互关联又相互对立的部分都可以用阴阳属性来表示，机体内部及机体与环境间保持阴阳平衡表现为人体的生理状态，阴阳失衡则为病理状态。《内经》云："阴阳者，天地之道也，万物之纲纪，变化之父母，生杀之本始，神明之府也。善诊者，察色按脉，先别阴阳。"将阴阳失衡作为疾病总病机，将调和阴阳作为治则的最高法度。临证之时，阴阳便被具体化为脏腑之阴阳、病因之阴阳、病证之阴阳、药性之阴阳、施治之阴阳等，继而在调和阴阳思想的指导下，求病因，察病机，辨证候而审因论治。

### （二）五行之象

"五行"一词最早出现在《尚书》中，"五行：一曰水，二曰木，三曰火，四曰金，五曰土。水曰润下，火曰炎上，木曰曲直，金曰从革，土爱稼穑。"《尚书》对五行属性和特征进行比类，经过后人的演变和发展，逐渐形成具有哲学内涵的五行概念，用木、火、土、金、水五种元素及其运动变化，表征各种事物和现象的基本属性，并研究事物之间相互作用的方法和原则。五行之间具有相生、相克、相乘、相侮、母子相及、制化的不同状态，相生相克代表事物的平衡状态，相乘相侮和母子相及则是失衡状态，制化是相生相克间的调节机制，以维持协调状态。

中医学认为人体的组织结构可以用五行归纳，人体的生理功能可以用五行阐明，人体的病理变化可以用五行总结，疾病的诊断和预后可以用五行判断，而疗治和预防疾病则可以用五行指导。

《周易》认为，阴阳之气在东、南、西、北、中五个方位运行，配以四时变化，形成时空合一的五行学说。中医学继承《周易》思想，认为天地阴阳之气相互感应，在一年之中，冬至为阴之极，夏至为阳之极，春夏阳气升浮且生长，万物萌发至生长，至秋冬阳气沉降而杀藏，万物丰收至枯萎，以长夏土气居中央，为阳气生长收藏的枢纽，故而应"同

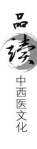

气相求、同类相应"之则，认为自然界五色、五行、五气等与脏腑具有配属关系。

《素问》提出"五脏之象，可以类推""东方生风，风生木……在脏为肝，在色为苍""南方生热，热生火……在脏为心，在色为赤"等。肝为木之象，旺于春。肝主疏泄，性喜条达。而木具生发之性，性喜冲和条畅，且以枝青叶绿，郁郁葱葱为健壮标志。二者有共性之处，故取木类比肝，归肝为苍色。心为火之象，旺于夏。心阳主温煦，火性炎热，其色赤，故以火类比心而归心为赤色。脾为土之象，旺于长夏，肺为金之象，旺于秋，肾为水之象，旺于冬。这里的五脏并非指五种脏器的实体器官，而是与五行相对应的五种功能系统。

## （三）六气之象

《内经》把正常气候总结为风、寒、暑、湿、燥、火六种类型，称为六气，进而采用取象比类的方法，以自然界的六种气候模式来命名病变的类型和机理，最终构建出六气病机学说。

《素问》提出："风胜则动，热胜则肿，燥胜则干，寒胜则浮，湿胜则濡泻。""病机十九条"中"属于火""属于热""属于寒""属于风""属于湿"，都是说明人体在致病因素作用下，出现与自然界风、寒、燥、湿、火、热气候现象相类似的六种病理变化和病变类型。例如，在自然界中，风具有善变、游走、主动的特性，因此当荨麻疹临床表现出团块骤起、奇痒、起病急、消退快、往往并发关节游走性疼痛的症状，中医都将其归为风邪所致。此外，眩晕、抽搐、震颤、半身不遂等证，病理表现也有风动数变之象，虽与外界风邪无关，但仍属于"风"，称为内风或肝风。

由此，我们可以看出，在中医学理论中，风、寒、暑、湿、燥、火不仅指六种自然现象，更是对六种临床表现和病理变化类型的抽象概括，而概括的方法就是取象比类。在对疾病的认识上，有些病的病因症状相同，却分属不同的"证"；有些病的病因症状不同，却归为同一"证"。辨证的关键不在于症状或病因，而取决于是否具有相同的病机，如脱肛、慢性腹泻和子宫下垂，这三种疾病的症状不尽相同，发病的原因也不同，但从病机角度来说，它们都有可能属于"中气下陷"，故可归为同一"证"，采用补中益气汤法加以治疗。因此，我们说中医"同属异治，异病同治"的原则就是根据动态功能之"象"类比为"证"而制定的。

## 二、理性抽象思维与西医学

理性抽象思维是指人们通过分析、综合和抽象、概括的方法形成概念，运用概念，组成判断，进行推理的思维方法。在西方医学中，理性抽象思维应用非常普遍。

理性抽象思维方法最早见于古希腊，苏格拉底提出，真正的知识应当建立在普遍定义和归纳论证之上。对纷繁复杂的事物进行分析，要先将事物的各种属性和特征逐一分离，再将相同、本质的属性，与不同、非本质的属性加以区分，抽取本质属性，舍弃非本质的属性，最后对事物共同具有的本质属性进行归类和概括，用一个固定的名称对其加以标识，使它脱离具体事物，成为抽象的概念。这就是理性抽象的思维过程。

在西方医学的建立过程中，一切经验层面的知识得以确立都需要经过逻辑的检验，将医学与逻辑思维相结合，分析经验，建立理论，再通过经验验证理论，成为西方医学思维方式的重要特征。公元前4世纪，被西方尊为"医学之父"的古希腊医生希波克拉底带领他的学生，通过临床观察和精密推理，提出假说以解释生理现象，在不断观察、实践和推理的基础上，创造了西方医学的研究和分析方法，进而造就了古希腊医学的黄金时代，对后世西方医学影响极为深远。公元前3世纪的亚里士多德为古希腊最伟大的哲学家、科学家和教育家，他在解剖学、遗传

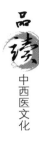

学、精神病学和预防医学等多方面，通过精密观察和逻辑推理，提出假说以解释自然生理现象，并通过实验对假说进行反复验证，将原因与结果，力量与物质相结合，被达尔文称为现代生物学研究方法的鼻祖。

西方医学以理性抽象思维方法为工具，通过反复的观察实验建立了医学体系，对人体的生命过程和疾病的现象进行分门别类的研究，深刻认识了人体构造和疾病的机理。然而，理性抽象思维方法也并非万能的，运用失当则可能在认识生理现象和疾病的过程中陷入机械论所带来的负面效应。

# 三、取象比类思维与理性抽象思维比较

综合以上论述，我们对中医常用的取象比类思维方法和西医常用的理性抽象思维方法，在以下方面进行比较：

## （一）整体、比类与个体、分析

中医学延续《周易》观念，将世间万事万物看作是相互关系的统一整体，故而人与自然、人周身的各部分也都是统一整体。在此认识基础上，中医学不对人体的各部分进行单独的深入分析，不对人与自然合一的原因和方式进行单独分析，只通过取象比类的方法，实现人与自然在模型范式上的归类合一。如"龋"字的甲骨文写法 🐛，上排牙齿之间的虫在不停地啮啃牙齿，并啃出粉末，《说文解字》解释为"龋，齿蠹也"。早期人们认为龋齿的产生是因为虫在牙齿中啃啮，然而中医学通过对龋齿的病因进行整体分析后认为，胃热、虚火才是龋齿的真正病因。

西医学则是对复杂多样的事物进行单独分析，先分离出不同事物的特征和属性，再将事物的本质属性与非本质属性进行辨析，对一般的、本质的属性进行抽象概括，通过固定词汇加以命名，从而使抽象的概念脱离具体事物得以确立。譬如，俄国生理学家巴甫洛夫通过精心设计的实验，发现狗在进食时会分泌胃液，得出味觉器官受到食物刺激，会通过神经传给大脑，再由大脑传给迷走神经让胃液分泌的机理；进而又发现，即使切断了食管，狗也会在面对食物时分泌胃液，从而得出如果不假饲，只刺激迷走神经，也能分泌胃液的结论。前者是后天形成的，命名为"条件反射"，后者是先天的，命名为"非条件反射"。

### （二）动态、功能与实体、结构

中医取象比类所用之"象"是动态、功能之"象"。如中医学中将人体五脏属性与五行相匹配，这里的五脏是指与五行相应的，功能相同、时空节律形态具有同步性和全息性的动态结构，而非西医学所指的生理意义上的实体器官。如脾胃主管饮食的消化和吸收，是维持人体生命活动的功能系统。脾胃属土，土质不良则万物不能生长繁茂，营养不足则脏器不能良好运行。脾胃属土，对水具有调节作用，故曰土克水。

西方医学则是从古希腊、古罗马时代开始，从希波克拉底、亚里士多德到盖仑，进而传承到近代的维萨里、哈维，通过解剖和实验逐渐掌握了人体的构造与功能，最终建立了解剖学与生理学。西医学所研究和分析的对象为建立在解剖学与生理学基础上的人体的实体与结构。

### （三）直觉、体悟与实证、量化

直觉、体悟是中医学认识人体生理现象和病理状况的特点。藏象、经络学说是通过直觉体悟感知的，脏腑结构与实体器官的部位并不相同，经络是循经感传的认知固化的产物。望、闻、问、切是通过感知脏器经络的功能性变化，由表及里地把握病因病机的诊断方法。中医诊断的正确与否，和医生直觉体悟能力的高低有直接关系。

西医学诊断大量应用仪器，通过对病变部位摄取实质材料进行分析试验，采取的是实证、量化的方法。例如现在临床广泛应用的磁共振成

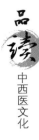
像（MRI），就是通过强磁场及射频脉冲对人体组织结构进行扫描，可以实现多平面任意切层，对比分辨率高，无须制造创口即可查看组织病变，是重要的医学诊断手段。

通过以上比较我们可以看出，取象比类思维方法与理性抽象思维方法在整体、功能、直觉与个体、结构、实证方面存在较大的差异。中医学通过取象比类思维，将人体与万事万物相对应，实现了宏观上对生命的整体把握，不足之处在于对量化分析的重视不足，诊断上带有较大模糊性。西医学采用理性抽象思维，从组织、器官到细胞、基因，对人体生理和病理现象的认识愈加深入，然而这种方式忽视了对生命系统的整体、动态功能的认识，往往陷入机械论的偏颇。因此，在实际应用中，我们应当将这两种思维方法互相结合，彼此参照，以取得最理想诊疗效果。

# 顺势思维与对抗思维

　　虽然中医和西医都将人的健康当作自己的目的，但如何获得健康，却有不同的思维。中国传统文化中天人合一的整体观念、阴阳五行的哲学观念及气一元论的生命观念决定了中医学的顺势思维方法。无论是在养生防病方面还是疾病的诊断、治疗当中，中医学都强调要顺势而为、因势利导。中医的这种顺势思维，既考虑了疾病过程中机体的各种反应性，又考虑到了各种内外因素对机体反应性的影响。与中医相比较，西方文化中天人对立的自然观、原子论 - 构成论 - 还原论的理念及身心二元的生命观决定了西医对抗性的思维方法。临床实践中，西医往往先通过仪器诊断出微观的"病"，再针对疾病产生的"病因、病理、病位"进行对抗性的治疗（如抗菌、抗炎、抗过敏、抗休克等）。我们主要就中医的顺势思维与西医的对抗思维进行针对性的探讨。

## 一、顺势思维与中医学

### （一）顺势思维是中医学的哲学基础

　　中国传统文化以"究天人之际，通古今之变"为己任，所以"天人合一"的整体观念就成了中国古代哲学的突出特征，自然会形成因循天

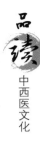

道的思维方法。《易经》是中国古代哲学的源头之一,其中即蕴含着天地人一体的整体观。《说卦》言:"昔者圣人之作易也,将以顺性命之理,是以立天之道曰阴与阳,立地之道曰柔与刚,立人之道曰仁与义,兼三才而两之,故易六画而成卦。"《文言》又说:"夫大人者,与天地合其德,与日月合其明,与四时合其序,与鬼神合其吉凶。先天而天弗违,后天而奉天时。"可见《易经》中即有丰富的顺势思维,其中的顺所指有三,即顺时、顺天地之道和顺性命之理。

道家的老子则认为"人法地,地法天,天法道,道法自然",并有"辅万物之自然而不敢为"的认识。即因势利导,因性任物,因民随俗,给外物创造良好的条件,使其自然化育,自然发展,自然完成,这也是顺势思维的很好体现。儒家孟子则认为,孔子是"圣之时者也",因为他"可以仕则仕,可以止则止,可以久则久,可以速则速",意思是说圣人会顺势因时而采取行动。吕思勉先生曾说:"古代哲学最尊崇自然力。既尊崇自然力,则只有随顺,不能抵抗。故道家最贵无为。无为非无所事事之谓,谓因任自然,不参私意耳。然则道家所谓无为,即儒家'为高必因丘陵,为下必因川泽'之意。……自然力之运行,古人以为本有秩序,不相冲突。人能常守此定律,则天下可以大治。"儒道相异互补,决定了中国传统哲学的基本思路,其顺势思维的方式则奠定了中医学的思维路向。

## (二)顺势思维与中医养生

### 1. 顺应自然四时养生

传统中医非常重视顺应自然四时的养生观念,正如《内经》中讲到的:"阴阳四时者,万物之始终也,死生之本也,逆之则灾害生,从之则苛疾不起。"并强调人要主动适应自然环境和四时气候的变化,积极调整自我的心神、起居、饮食、情志,保持与自然界的平衡,以避免外邪的入侵,从而达到保养身体、减少疾病、增进健康、延年益寿的目的。如针对四季养生，《内经》指出："夫四时阴阳者，万物之根本也，所以圣人春夏养阳，秋冬养阴，以从其根，故与万物沉浮于生长之门，逆其根，则伐其本，坏其真矣。"医圣张仲景则说："春应肝而养生，夏应心而养长，长夏应脾而变化，秋应肺而养收，冬应肾而养藏。"可见，自然界的一切生物都受到四时春温、夏热、秋凉、冬寒气候变化的影响，并形成了春生、夏长、秋收、冬藏的自然规律。所以养生中也要顺应四季的不同气候特点，调节日常的衣、食、住、行，从而达到保养身体、延年益寿的目的。

**2. 顺应个体体质养生**

体质是秉承父母遗传，同时主动适应自然和社会环境所形成的相对稳定的个体固有的特性。它以机体的精、气、血、津液为物质基础，以形体四肢百骸为形态架构，反映机体阴阳运动的偏性。正如《灵枢·寿夭刚柔》曰："人之生也，有刚有柔，有弱有强，有短有长，有阴有阳。"在中医学中，人体体质主要分为：阳虚体质、阴虚体质、气虚体质、血虚体质、气郁体质、痰湿体质。养生的根本目的是采取各种措施来调理体质，以达到"阴平阳秘，精神乃治"（《素问·生气通天论》）的状态。其中重要的方法是采取饮食调养。如怕冷的阳虚体质者，应当温补脾肾，适量进补壮阳之品，同时注意不要过食生冷。体瘦的阴虚体质之人，应顾护阴液，饭菜宜清淡，少吃肥腻、辛辣的食物。肥胖的痰湿体质者，要少吃肥甘油腻，少饮牛奶、饮料及酒类，多吃些健脾利湿化痰的蔬菜和水果，如白萝卜、冬瓜、芹菜、扁豆、薏苡仁、枇杷等。气血亏虚体质者，应多食益气养血之品，如大枣、桂圆、赤小豆、龙眼、蜂乳等，同时应忌凉拌菜、冰淇淋等冷饮。气郁体质的人，情绪低落易生气，可少饮红酒，以活血行气，同时多食些行气的食物，如萝卜、橘子、柚子、刀豆、香橼等。除饮食方面，其他的养生方法亦当顺应人体体质差异，因人而异。

### 3. 顺应气质变异养生

气质是一个人生来就具有的典型的、稳定的心理活动方面的自然特征。气质特性与人体心身健康及疾病关系密切，因此很早就引起了医家们的重视。如绮石在《理虚元鉴·论气质与发病》中谈道："人之禀赋不同，而受病亦异。顾私己者，心肝病少；顾大体者，心肝病多。不及情者，脾肺病少；善钟情者，脾肺病多。任浮沉者，肝肾病少；矜志节者，肝肾病多。"因为不同的气质类型对人的心身健康影响不同，所以养生防病当中要顺应不同的气质特点，对身体进行调理。音乐是养性要法之一，《礼记·乐记》在肯定这一点的同时，更强调了要用音乐来娱心养性，顺应不同个体的气质特征。如著作中讲到的："爱者，宜歌《商》；温良而能断者，宜歌《齐》；宽而静，柔而正者，宜歌《颂》；广大而静，疏达而信者，宜歌《大雅》；恭俭而好礼者，宜歌《小雅》；正直而静，廉而谦者，宜歌《风》。"从现代音乐养生的角度来说，一般认为节奏明快、旋律流畅的乐曲可以开畅胸怀，舒解郁闷情绪；旋律缓慢轻悠、曲调低沉、柔绵婉转、清幽和谐的乐曲多有宁心安神、镇静催眠的效果；节奏明快多变、音色优美的乐曲使人有轻松、欣喜的感觉，能消除悲哀忧思郁怒的情节。因而我们平常可以根据不同气质特点，来选听不同作用的乐曲，以愉悦身心，促进健康。

## （三）顺势思维与中医诊断

中医讲究辨证论治，而在中医诊断的过程中，"势"主要体现为"正邪交争"中的"证"的表现。"证"反映出病程中截面的状态，同时也是细化的治疗方法的具体指导方针。根据患病机体的表现，对特定的"势"包含的位置（表、里、半表半里）、性质（寒热虚实等）、量（各种体征指标的强弱）和趋向（身体状态的转变）等属性进行揣测性的评估。胡希恕在对伤寒病的论治过程中就很好地运用了顺势思维，全面、立体、动态地反映了整体的变化规律。他认为顺势思维在诊断方面的直接体现就是"辨方证"，并指出在具体的诊断治疗时，需要先从阴阳勾勒轮廓，从病位辨别六经，再从八纲及其他子目逐步细化，直至选用符合"证"的具体药物组成、剂量和制剂服法。可见，中医诊断中对"势"的把握是非常具体和明晰的，体现了顺应疾病过程中"正邪交争"的客观变化规律。

## （四）顺势思维与中医治疗

### 1. 顺应正气抗邪之势

中医认为，疾病的过程就是正邪斗争的动态变化过程，而人体的正气具有抗御邪气入侵，祛邪外出，免于机体发病的功能。正如陆广莘先生所提出的，中医学健康的目标模式是"正气存内，邪不可干"的自我稳定的生态平衡。所以中医在治疗疾病时注重顺应患者体内正气抗邪之势，采用切中病情的治法方药来加强人体正气，祛邪外出，用最省时、省力的办法达到治愈疾病的目的。对此，王乐平认为："因势利导之'势'是人体固有的自我调控能力，即祛邪能力与邪气之间交争，使病症自然呈现出的一种趋势。治疗用药应顺应、利用这种趋势，最大限度、最有效地顺正逆邪，保护正气，祛除邪气。"张仲景在治疗伤寒疾病时，就很擅长运用这种因势利导、扶正祛邪的方法。如在伤寒初期，人体正气抗邪于表，表实证就用麻黄汤发汗解表，表虚证则用桂枝汤解肌调和营卫，使邪从汗解；当邪深入里，化热化燥，肠内积滞，正气尚盛时，就选用承气汤通里攻下，排毒泻热。这些治则治法都是仲景顺势治疗的很好体现。此外，温病的治疗当中也多顺应正气抗邪之势，因势利导。如叶天士根据邪从外来，由浅入深的发展规律，提出针对卫气营血四阶段的"汗、清、透、散"治法；吴鞠通根据外感病的三焦传变规律，提出"轻、平、重"的治法，都是根据温病上下浅深阶段，正邪斗争之势，并结合脏腑特性确立的顺势治则。此外，本草中的归经理论，针刺治疗时爪、切、循、弹等手法的应用等，都可以看作是中医治疗中顺应正气抗

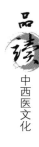
邪之势的具体应用。

**2. 顺应人体气机之势**

《素问·宝命全形论》中提出"人以天地之气生",可见气是构成人体生命的基本物质,中医以"气一元论"为生命观,所以我们在临床治疗中要顺应人体气机之势。人体的健康源自人体内气机升降出入的正常与平衡。正如周学海在《读医随笔》中说:"升降出入者,天地之体用,万物之橐籥,百病之纲领,生死之枢机也。"中医认为,人体由五脏六腑构成,然而每一个脏腑的气机运动都有着自己独特的个性。如五脏之气以贮藏为主,而六腑则以通为用。脾宜升则健,胃宜降则合,肺主宣降而宜乎降,肝主疏泄而宜乎升,心肾水火阴阳升降交通。所以,在治疗不同脏腑的疾病时,我们要充分考虑各脏腑气机运行的自然趋势,顺其性而治之。如脏虚偏于静补,腑虚则宜于通补。治疗脾病时,以益气升提为主,治疗胃病时则以降逆和胃为法,肺病以宣散肺邪、降气宽胸为主,肝郁病人,则以疏肝理气为要。这些都体现了顺应脏腑气机升降之势来治疗疾病的特点。

**3. 顺应天时日月盈昃之势**

研究表明,人体的阴阳消长变化与一年及一日内太阳、月亮的运动具有明显的一致性,所以在中医的临床治疗中往往顺应四时、昼夜及月相的时间变化规律选方用药,以取得好的治疗效果。在顺应四时治疗疾病时,中医讲究"春夏养阳,秋冬养阴,以从其根"。(《素问·四气调神大论》)。如在治疗哮喘和慢性支气管炎的阳虚病人时,中医多采用冬病夏治的方法,即在每年三伏节气里服用温补药或用温性药物敷贴背部的肺俞等穴位,会取得很好的疗效。顺应昼夜阴阳消长节律治疗疾病,主要体现在服药时间的选择上,一般凡治阳分、气分的病变,用具有温阳益气作用的方药适合清晨、上午服用,因为上午阳气渐旺,补气温阳药可借助人体阳气渐盛之势,发挥药物的作用;凡治阴分、血分的病变,用具有滋阴养血作用的方药适合在黄昏、夜晚服用,因为此时阴气逐渐强盛，用滋阴养血类药物可借人体阴气欲盛之势，提高药物的疗效。此外，针灸治疗中的子午流注法，也是很好地顺应昼夜不同时辰人体气血变化规律，调理身体，恢复健康的体现。在中医的治疗中，还应顺应月相盈亏、气血盛衰变化，如《素问·八正神明论》中提到的"月生无泻，月满无补，月廓空无治，是谓得时而调之"。此外《素问·缪刺论》还指出，要根据月相生盈亏空的周期变化，决定针刺穴位的多少及针刺次数，月亏至月满时，针刺次数、穴位逐渐递增，自月满至月亏时，则逐步递减。

# 二、对抗思维与西医学

与中医的顺势思维相比较，西医主要采用的是对抗性思维方式。何为对抗思维？即以对抗（双方激烈地抗争，一方消灭另一方）的方式正确处理事物的对抗矛盾以促进事物发展和转化的思维方式。当今，西方医学的治疗观以对抗性为基本原则，注重局部的具体病理环节，注重躯体病理改变，强调直截了当的对抗治疗，有着鲜明的"线性方程"特色。西医这种对抗性的思维方式，使其多忽视致病因素的因果网络作用，把医学研究的视角仅仅投射在人体自身某一层次的病变上，重疾病、重治疗、重个体、重局部病变、重生物性因素。

## （一）对抗思维的哲学基础

### 1. 天人对立的自然观

尽管西方在希波克拉底时代也曾出现过类似中国古代"天人合一"的自然观念，但自近代以来，随着文艺复兴运动的出现和自然科学的兴起，西方逐步形成了"天人对立"与以人类中心的自然观。这种自然观念不再把人类单纯地看作有机自然的构成部分，而成为自然界的对立物，

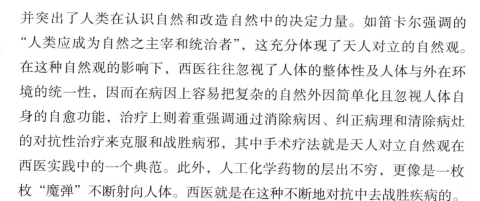

并突出了人类在认识自然和改造自然中的决定力量。如笛卡尔强调的"人类应成为自然之主宰和统治者"，这充分体现了天人对立的自然观。在这种自然观的影响下，西医往往忽视了人体的整体性及人体与外在环境的统一性，因而在病因上容易把复杂的自然外因简单化且忽视人体自身的自愈功能，治疗上则着重强调通过消除病因、纠正病理和清除病灶的对抗性治疗来克服和战胜病邪，其中手术疗法就是天人对立自然观在西医实践中的一个典范。此外，人工化学药物的层出不穷，更像是一枚枚"魔弹"不断射向人体。西医就是在这种不断地对抗中去战胜疾病的。

**2. 身心二元的生命观**

与中医形神合一的理念相比较，西医认可的是形神分离的身心二元论，西方人以二元论构建了自己的生命观。笛卡尔第一次提出了身心二元论的系统理论，他将心灵、脑和身体分离，认为心灵与物质是两个相互对立的实体，为西医的解剖学开辟了道路。在这种生命观的影响下，疾病被看作是一种发生于身体之上的，可以完全脱离病人且独立存在的实体。诊断疾病时，必须依靠身体上的客观病理证据，而那些不确定的、无法测量和观察的主观因素（如潜意识等）都不能作为疾病诊断的依据，这造成了身、心灵的对立与分离。西方身心二元的生命观决定了西医在诊断和治疗疾病时把人的身体、心理和社会环境对立看待，忽视了治病因素的整体性，从而导致了对抗性的思维方式。然而心身医学研究所提供的大量事实表明，心理因素与健康和疾病的关系特别密切，忽视心身中的任何一方，或不能把握两者的相互关系，都无助于医学问题的解决。

（二）对抗思维与西医诊断和治疗

在天人对立的自然观和身心二元生命观的影响下，西医在诊断疾病时，认可的是一种简单线性关系的病因分析法。然而，许多病理过程都是多因素、多向量交互作用，互为因果的过程，表现出复杂的非线性关系。西医的对抗性思维在阐明整个疾病过程的多重病因，并综合性地对疾病进行治疗方面是无能为力的。所以，西医屡获成功的对抗性治疗也陷入了困顿之中。如当今人们普遍对西医内科治疗慢性病的疗效比较失望，因为各种慢性病的诱发常是身体、心理及社会环境综合作用的结果，而非简单的线性关系。

具体来说，西医的治疗方法是一种针对病因、病理、病位的对抗性治疗。以大内科的治疗为例，有人曾归纳出西医学内科疗法 15 类，其中包括：抗微生物疗法、抗恶性肿瘤疗法、糖皮质激素疗法、β - 肾上腺素能受体阻滞剂疗法、利尿疗法、抗凝疗法、纠正水电解质和酸碱平衡紊乱疗法、输血疗法、免疫疗法、静脉营养疗法、氧气疗法、机械呼吸疗法、高压氧疗法、电复律和心脏起搏疗法、透析疗法。这一归纳，虽然没有概括全部西医学的内科疗法，却有相当的代表性，体现了西医针对治病靶点直接对抗和直接补充的治疗方式。如是细菌作祟的，就抗菌；是赘生物孳蔓的，就制止其滋长；免疫反应不足的，给予强化；过抗的，则予以抑制；体内缺乏某种营养素，就给予补充；假如某种成分过多，又可中和或加速其排出。西医外科疗法也十分典型，如胃溃疡不愈则切掉，阑尾发炎则割除，房室隔缺损则修补，冠状动脉粥样硬化严重者则"搭桥"（重建）。西医各种疗法当中，大都体现了对抗性（针对性、替补性）的宗旨，体现了直截了当的特点，治疗过程中多只着眼于病变的局部，带有明显的机械自然观的痕迹。

## （三）对抗治疗的危机

1962 年，卡逊发表了《寂静的春天》，此书中揭示了农药（代表直接对抗的方法）和化肥（代表直接补充的方法）对人类和生存环境带来的化学污染和生态破坏。由农业反思医学领域，人们发现了西医这种对抗医学所存在的危机。近代西方医学已发展成为一门依靠直接对抗和补充的物质性替代手段，通过消除病因、纠正病理、清除病灶，以实现征服疾病和消灭疾病的对抗医学。具体来说，西医的对抗性治疗主要体现在

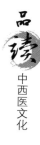
以下三个方面：消除病因的对抗治疗、纠正病理的对抗治疗、清除病灶的对抗治疗。此处我们主要从纠正病理的对抗性治疗当中来具体看一下，西医这种对抗医学存在的危机。

生活中，我们经常会看到，西医给高血压病人降血压，给糖尿病病人降血糖，给体内出血病人凝血，给发热病人退热，这些都是纠正病理的对抗性治疗方法。这种疗法，从近期看效果很好，但从长远来说却危害着人的身体健康。西医广泛应用纠正病理的受体拮抗剂，而减药停药就会反跳，加重了机体对药物的依赖性，增加了慢性病的复发风险。如心肌梗死患者出现心律失常时，用抗心律失常的药治疗，心律很快恢复正常，但长期来看却增加了患者心梗的致死率。又如糖尿病患者用胰岛素后，身体血糖会很快下降，但长期使用就会造成血管玻璃样变，引起糖尿病肾病、糖尿病脑病等。再如高血压患者服用降压药后，血压很快会下降，但高血压并未治愈，一旦停药就会反复。从另一角度来看，为了使身体各重要器官得到必要的能量供应才出现血压升高的症状，如果人为地降压，就可能损害大脑、心、肾等重要器官。这些事例都充分说明，西医纠正病理的对抗治疗存在误区和危机。

# 三、从对抗医学向生态医学的转变

西医的对抗思维方式总是以努力发现疾病的病因、病理、病位为己任，以努力发展消除病因、纠正病理、清除病灶的直接对抗补充的替代性物质手段为目标。从本质上来看，西医在治病过程中，手术和药物疗法对抗的并非疾病本身，而是疾病发生时人体自身健康能力进行抗病反应时所出现的症状。总之，西医长驱直入的对抗性治疗，试图消灭的是人体在自我保护机制下出现的抗病症状，所以，在医学实践中，这种对抗医学已经出现了重重危机。如 20 世纪 50 ~ 60 年代，欧洲许多国家使用"反应停"作为孕妇的镇静止痛药，据统计，药物出售后的6年间，仅西德就曾引起6000～8000个畸胎，后发现"反应停"有导致畸胎、多发性神经炎的严重副作用。此外，在全世界范围内，抗生素越用越广泛，研究者也已提出了警告：这些药物正在因为滥用而失去抗病能力，过去一度对抗生素非常敏感的致病菌，现在却演变出新的耐药菌株，且抗生素的副作用日益增强，直接危害着人们的身体健康。这些难题使人们开始对西医这种对抗性治疗方式提出了质疑和反思，并在寻找着新的解决方案和光明出路。对此，国医大师陆广莘教授提出，实现从对抗医学向生态医学的转变，即从针对病因、病理、病位的直接对抗补充式的替代性疗法，向以提高和恢复人体自身的自我健康能力和自我痊愈能力的自然生态疗法转变。这一道路任重而道远，需要包括中医、西医及世界上其他自然疗法在内的所有医学界同仁的共同努力。

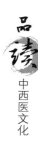

# 辨证思维与逻辑思维

辨证思维方法与逻辑思维方法是人们在面对问题、认识问题、解决问题时所采取的不同思维方法，中医学和西医学对这两种方法的应用各有侧重，相对来说，中医学较注重辨证思维方法，而西医学则更推崇逻辑思维方法。

## 一、辨证思维与中医学

首先，我们通过例子来体会一下辨证思维方法。在《内经》中，岐伯对黄帝说："五府是身体强健的根本。头是精明之府，若头部低垂而目陷无光，表明精神将要衰败了；背是胸之府，如果背弯曲而肩下垂说明胸要坏了；腰是肾之府，如果腰部不能转动，那是肾气要衰竭了；膝是筋之府，若膝盖不能随意屈伸，走路屈背低头，那是筋的功能衰退了；骨为髓之府，若人不能久立，走路震颤摇摆，那是骨要衰朽了。倘若脏气能够恢复强健，即使生病也可以复原；若脏气不能恢复强健，那么病情不能挽回，人也就死了。"岐伯所说就是辨证思维方法的运用，他将人看作是统一的有机整体，脏腑相通，表里相应，整体的病变一定会在某些局部表现出集中的反应，也就是所谓的"有诸内者，必形于外"。

所谓辨证，辨是辨别，证是证候，辨证就是辨别病情，以应于证。

"证"是中医特有的概念，是对疾病发展过程中的病因、病位、疾病性质，以及正邪斗争的力量消长变化的病理概括，也是中医辨证论治的主要临床依据。

辨证思维方法最早见于《内经》。《内经》通过构建脏腑、经络、气血津液学说，从结构、形态与功能方面描述了人体的特征和生命规律，而这些理论也具备对病理现象的判断和描述功能。书中虽然没有出现"辨证"一词，却在多处出现较为完整的关于辨证思维的论述，如前文的岐伯之言等，更有多篇疾病专论出现以症状、体征的不同分辨疾病不同类型的论述。《内经》对辨证思维的高度概括和详尽描述可说是辨证思维方法的发轫。

在中医诊疗的过程中，为了准确辨别病情，医生要通过大量的临床观察，从个别中发现一般规律，再经由临床实践的反复验证，确立将某类症候群作为某证判断依据的医学理论。临证之时，再运用此医学理论对病人的临床资料进行分析、综合，分析疾病发生的原因、病变部位、病理变化，从而判定证候类型。

由此可以看出，辨证思维是透过现象（症状）看本质（证候），藏于内而象于外，由此及彼、由表及里、去伪存真、去粗取精的思辨模式，本质上依然属于藏象思维模式。这种司外揣内，以象论藏的思维模式是中医学的重要学术特征，也是中医学的核心思辨形式。

中医学运用辨证思维，通过综合症状，审辨病性，对人体病变的性质做出总结和提炼，抓住疾病本质施以治疗。由于证候具有宏观性、整体性、模糊性、动态性、隐匿性，因此中医辨证极为复杂。临床上经常见到不同的疾病表现出相同的证候，相同的疾病在不同发展阶段表现出不同的证候，故而有"同病异治"和"异病同治"之说。

医家经过长期实践，将创立了八纲辨证、脏腑辨证、经络辨证、气血津液辨证、病因辨证、六经辨证、卫气营血辨证、三焦辨证等多种辨证方法，这些方法相互包容，彼此相关，临床诊断时往往参照使用，以获得准确的诊断结果。下面我们就分别对这些辨证方法加以介绍。

（一）八纲辨证

八纲辨证是在《内经》八纲理论的基础上，根据"望、闻、问、切"四诊取得的材料，运用表里、寒热、虚实、阴阳八种辨证的纲领，对疾病所在的部位、性质和正邪斗争的力量消长状况进行分析归纳，明确诊断的方法。八纲辨证是辨证的总纲，也是中医辨证的基本方法。

在诊断疾病过程中，八纲辨证起到了执简驭繁，提纲挈领的作用。疾病虽然表现复杂，但基本都可以用八纲归纳。病位深浅、病情轻重，可分为表里；病证性质，可分为寒热；正邪相争，力量消长变化称为虚实；阴阳则是八纲辨证的总纲，一切病证都可归为阴证和阳证两类，表证、热证和实证属阳证，里证、寒证和虚证属阴证。

可见，八纲辨证就是把千变万化的疾病，按照表里、寒热、虚实、阴阳的朴素二元论加以分析。八纲中的表、里、寒、热、虚、实、阴、阳各证候都不是孤立的，而是相互交错，互相联系的。如表证和里证，既有寒热的区别，又有虚实的不同；寒证与热证，既有表里的差异，又有虚实的分别；虚证与实证也必须与表里寒热相联系。而阴阳既是八纲辨证的总纲，又可表现为具体病证，仍有寒热虚实表里的区别。除此以外，在一定条件下，表里、寒热、虚实之间是可以相互转化的，如由表入里，由里出表，寒证化热，热证化寒，虚证转实，实证转虚等。在疾病发展到严重阶段，病势趋于寒极或热极的时候，还会出现与疾病本质相反的假象，即所谓真寒假热证或真热假寒证等。总之，面对错综复杂的疾病，必须灵活运用八纲辨证，才能做出正确的诊断。

（二）脏腑辨证

脏腑辨证是中医辨证方法的重要组成部分。它是以《内经》脏腑学说为基础，根据脏腑的生理功能和病理表现，辨别脏腑病位以及脏腑阴阳、气血、虚实、寒热的变化，为治疗提供依据的辨证方法。

脏腑辨证的理论依据在于各脏腑的生理功能不同，病理反应也各不相同，因此能够根据脏腑的生理和病理反应来推断病证。掌握各脏腑的生理功能，熟悉各脏腑的病变规律，是掌握脏腑辨证的基本方法。

人体是一个有机的整体，各脏腑的生理功能和病理变化也是相互联系和影响的。在进行脏腑辨证时，必须注意这种联系和影响的规律性，从而抓住支配疾病的主要矛盾，做出准确判断。

### （三）经络辨证

经络理论源于《内经》，经过历代医家的不断发展，逐渐趋于完善。经络辨证是以经络学说为理论依据，对经络循行部位所发生的病证进行分析，从而进一步确定病因、病机、病理的辨证方法。

在经络学说看来，经脉内属脏腑，外络肢节，沟通内外，贯串上下，将人体的组织器官联结成为有机整体，并通过运行气血、营养全身，使人体的功能保持协调平衡。因此，经络与脏腑在生理上相互为用，病理上也相互影响。当外邪侵袭，病邪可以通过经络传入脏腑，引起内脏功能失调；而内脏发生病变，也同样会循着经络影响体表，使体表呈现异常。

经络辨证是中医临床辨析疾病的基本方法之一，是对脏腑辨证的补充，它根据脏腑、经络的理论，对疾病证候进行归类，从而指导临床治疗。

### （四）气血津液辨证

气血津液辨证是指运用气血津液理论辨别分析判断病人的体征，从而确定其气血津液的具体病机、证型的辨证方法。

气、血、津液是人体生命活动的物质基础。气的推动，血的营养，津液的滋润，是一切组织、脏腑进行正常生理活动的根本；而特定的组

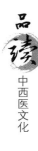

织、脏腑在正常的生理活动下，又能产生气、血和津液。因而人体脏腑发生疾病时，必然对气、血和津液产生影响；气、血和津液发生疾病，也一定会影响脏腑的功能。

### （五）病因辨证

病因辨证指在病因学说的指导下，对症状、体征、病史等进行辨别、分析、判断、综合，找出病人发病原因的辨证方法。

中医学认为，疾病是机体的抵抗力（正气）和侵害人体的致病因素（邪气）在人体内相互斗争的反映。人体内正气旺盛，病邪就难以侵入，当人体正气衰弱，病邪便会乘虚侵入而引发疾病。《内经》把病因分成内因与外因，后世加以继承和发展，产生"三因"说：六淫（风、寒、暑、湿、燥、火称为"六气"，六气发生异常变化成为致病因素，称为"六淫"）可引起外感病，称为"外因"；七情（喜、怒、忧、思、悲、恐、惊）、劳倦饮食可引起内伤病，称为"内因"；创伤、虫兽伤等，称为"不内外因"。

### （六）六经辨证

张仲景根据《内经》理论，结合临床实践经验，把外感热病所出现的若干症状归纳成六类证候，即太阳病、少阳病、阳明病、太阴病、少阴病及厥阴病。前三者称为三阳病，后三者称为三阴病。三阳病正气充实，多为热证、实证；三阴病正气衰弱，多属寒证、虚证。

六经病证是经络脏腑病理变化的反映，其中三阳病证以六腑的病变为基础，三阴病证以五脏的病变为基础。六经病证基本上概括了脏腑和十二经的病变。六经辨证的运用，不仅仅局限于外感病的诊治，对肿瘤内伤杂病的论治，也同样具有指导意义。

### （七）卫气营血辨证

卫气营血辨证是借用《内经》卫、气、营、血的名称，代表温热病发展过程的四个阶段，用以说明病位深浅、病情轻重、病势进退的辨证方法，为外感温热病的诊断、治疗提供依据。它是由清代医家叶天士在六经辨证的基础上，总结前人经验，结合临床实践，逐渐充实和发展而成的。

一般来说，温热病的变化发展是由表及里，由浅入深，按卫—气—营—血的顺序传变的。但是，由于病邪的不同和人体抵抗力的差异，病程的发展演变也有不同，例如感冒只见到卫分病的证候，肺炎可由卫分病发展到气分病，乙型脑炎则可从卫、气发展到营、血。在病程中也可能发生两种证候并现的情况，如卫、气同病，营、血同病等。

（八）三焦辨证

三焦辨证根据温病发生、发展的一般规律及症状变化的特点，将外感温热病的证候归纳为上、中、下三焦病证，用以阐明三焦所属脏腑在温热病过程中的病理变化、证候表现及其传变规律。三焦辨证是清代医家吴鞠通根据《内经》三焦部位划分的概念，在六经辨证和卫气营血辨证的基础上，结合温热病的传变规律总结而成，是温热病辨证方法之一。

三焦所属脏腑的病理变化和临床表现也标志着温热病发展过程中的不同病理阶段。初期始于上焦太阴肺经，病浅而轻；上焦病不解，则顺传中焦脾胃，病情较重；中焦病不解，传入下焦肝肾，病邪深入，病情危重。根据病邪性质的不同，病人体质的差异，有病邪在上焦而不传，也有上焦直接传入下焦，或初起即见中焦病证，甚至两焦或三焦病证同时出现的情况。

上述辨证方法，各有其特点和适用范围。八纲辨证是从各种辨证方法的个性中概括出来的共性，是各种辨证的纲领，适用于外感病和内伤杂病的辨证。它概括了疾病证候发生、发展及其复杂的临床变化规律，是辨证的核心理论，但在指导临床治疗方面不够具体，应与其他辨证方法结合运用。气血津液的病变与脏腑经络病变密切相关，故气血津液辨证、脏腑辨证、经络辨证是互相补充的辨证方法，主要应用于内伤杂病。

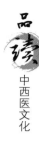

六经辨证、卫气营血辨证和三焦辨证多应用于外感病，外感病中属伤寒者用六经辨证，外感病中属温热者用卫气营血辨证和三焦辨证。

这八种辨证法的层次也不相同，八纲辨证、脏腑辨证、经络辨证、气血津液辨证和病因辨证出自《内经》，是对人体生理和病理状态的描述，属于基本的辨证方法；六经辨证、卫气营血辨证及三焦辨证是在《内经》理论和中医辨证思维下，对《内经》辨证方法进行综合运用所形成的拥有理法方药完整分析过程的辨证体系。

## 二、逻辑思维与西医学

逻辑思维（logical thinking）是指人们在认识过程中借助于概念、判断、推理等思维形式，能动地反映事物的本质特征和规律性联系的理性认识过程。

"逻辑"一词源于希腊文 λόγος（逻各斯），原意指思想、言辞，引申为思维和推理。西方学者将 λόγος 翻译为法文 Logique，继而译作英文 Logic，用来指代研究推理论证的学问。逻辑这一概念进入中国时，经历了"论理学""理则学""名学""辩学"等多次译名的演变，直到 20 世纪下半叶，"逻辑"一词才真正通行。

逻辑思维形成和发展的基础是社会实践，通过人脑对客观事物的概括反映，实现了凭借科学的抽象揭示事物本质的目的，具有规范、严密、确定和可重复的特点。在逻辑思维过程中，要运用概念、判断和推理等思维形式，和归纳、演绎、分析、综合、抽象、概括等思维方法，而掌握和运用这些思维形式和方法的程度就是逻辑思维的能力。

西医学认为，医学活动的过程就是依据已有的医学知识面对医学现实，不断探索，获取新知的过程，是从已知到未知不断前进的过程。这一过程离不开医学知识的长期积累，也需要逻辑思维的持续推动。

## （一）医学学习需要逻辑思维

医学课程内容繁杂，各门课之间联系紧密，医学理论更新迅速，专有名词数量庞大，因此在学习课程的过程中，需要广泛运用比较、分类、归纳、演绎等逻辑思维的方法。

譬如，在免疫学课程中，细胞因子类型多达数十种，作用广泛，如果逐一单独记忆，不仅难度极大，也极易混淆，此时就必须运用逻辑思维方法。通过对细胞因子进行比较、分类、归纳后，我们得出以下结论：一是细胞因子的作用与抗体分子不同，是特异性的；二是细胞因子具有三类功能，介导免疫细胞之间的相互作用，介导免疫细胞与其他细胞之间的相互作用，作为免疫效应分子在抗肿瘤、抗感染中发挥作用。运用这样的逻辑推理方法来学习，是不是能够更加深入地理解内容，加速了记忆呢？

## （二）临床诊断需要逻辑思维

临床诊断是一门实践科学，医师在诊断过程中会广泛运用到分析综合、推理判断的逻辑思维方法，以得出诊断结论。

当医生面对病人时，首先听主诉，接着查体，再根据主诉和体征进行初步判断，形成多个选言支；随后根据需要，进行影像和病理检测；在得到检测结果后，对部分选言支进行否定和排除；最后，综合运用分析、比较、归纳、推理等多种方法推断病情，确定诊断结果。可以说，临床诊断的过程就是运用逻辑思维方法的过程。

## （三）发展假说需要逻辑思维

在西医学的发展史上，医学创新和医学假说之间互为因果。每项医学假说的提出，无不经历了从观察实验中获取素材，进行抽象推理，分析综合，做出推断的过程。在这一过程中，如果缺乏形成逻辑结论的前提，或是受当前的认识水平所限，就要运用逻辑推理暂时补足前提，提出

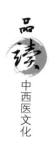

假定性判断，作为后续研究的基础。西方医学的科学理论就是在假说—实践—理论—实践—新假说—实践—新理论的螺旋式发展中前进的，因此逻辑思维方法在发展假说进而推动医学研究进步的过程中，具有重要价值。

## 三、辨证思维方法和逻辑思维方法的比较

辨证思维方法与逻辑思维方法根植于中西不同的哲学传统。中国传统哲学认为，世界是相互联系的有机整体，因此认识世界从总体出发，注重整体把握，重视机体各系统的运用协同、功能互补，注重矛盾的统一面。西方哲学则看重个体的特质，因此从个体出发，细分分析，强调系统各部分间的运动冲突、竞争，注重矛盾的对立面。

然而在医学实践中，辨证思维方法与逻辑思维方法并非只和中医、西医分别对应。换句话说，中医在运用辨证思维方法诊疗的同时，往往同时运用了逻辑思维方法，而西医在对人体机能进行认识和把握时，也吸收了辨证思维的长处。

譬如，中医学理论的产生，经过了大量临床观察实践—发现一般规律—进行抽象推理—提出理论—临床实践反复检验理论—修正理论—确定理论的过程，这就是逻辑思维的归纳法。运用归纳法提出的理论，对疾病的证候、发展、疗效做出合理的推测，就是逻辑思维的演绎法。现代研究观点认为，《内经》中对于阴阳五行的论述，既包含形式逻辑的方法，也体现了辨证逻辑的思想。千百年来，中医学家将辨证思维与逻辑思维有机结合，推动了中医学理论的发展，并在临床疗治中取得了伟大的成就。

又如，西医在诊疗复杂疾病的过程中，患者往往并发多种临床症状，体征各不相同，此时就应当采取辨证思维方法，将人体看作统一的有机整体，各部分相互联系，不同症状和体征从多角度反映病变。因此，在诊断时需要从整体出发，找出多种症状和体征的相互联系，结合影像资料及病史等非影像信息综合分析，以得出准确诊断结果。

# 第四篇

体悟中西医文化特性

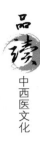

# 时间与空间

## 一、中西方文化不同的时空轨迹

　　比较中西方文化，从时空的角度而言，东方文化是时间型文化，西方文化是空间型文化，即西方文化按照空间的轨迹演进，中国文化则走着时间型的道路。时间和空间是事物存在的两种基本方式，时间体现了事物存在的过程性、变易性，而空间则体现着事物存在的广延性、并立性，时空二者联系密切，但又各自具有特殊的意义。因此，人们在认识世界时，对时间和空间必定有所选择：或以时间为本位，从时间的角度看待空间和万物的存在；或以空间为本位，从空间的角度看待时间和不同事物。著名学者刘长林指出："主体对客体的选择最重要的是时空选择。时空选择是决定科学和文化形态的原始出发点，中西科学和文化的根本分野正是在于时空选择的不同。发源于古希腊、古罗马的西方文化，具有明显的以空间为本位的特征；诞生于黄河、长江流域的中华文化，则具有突出的以时间为本位的特征。这是对人类生活影响最大的两类文化。"

　　中国传统文化很早就形成了"以时为正"的观念。中国古人把宇宙看作以时间为轨迹的生生不息的大化流行，而不是万物的并列杂陈。在中华学术源头《周易》的六十四卦中，所揭示的正是自然与人事的时间历史规律，其核心思想就是"与时偕行"。儒家的孔子则认为："君子之中庸也，君子而时中。"此处的中庸之道即指时道。道家的《黄老帛书》中明确提出"审时"的思想，如"静作得时，天地与之；静作失时，天地夺之"。《管子·宙合》亦云："必周于德，审于时，时德之遇，事之会也。""时而动，不时而静。"阴阳家则提出务时寄政说，强调政治活动、农事耕作及日常生活都要遵循春生、夏长、秋收、冬藏的时间变化规律。由此可见，突出时间要素，是中国古代哲学共有的特征。

西方哲学从古希腊到现在，一直具有重空间而轻时间的传统。如前苏格拉底时期，哲学家们在创建学说时很少讨论时间问题，而是关注于有没有虚空的存在。原子论的创建人德谟克利特坚持主张，一切事物的始基为原子和虚空，而原子永恒不变，没有时间的属性。思想家柏拉图认为，空间是神创造世界时所使用的永恒"质料"，存在于世界之先，像是一个母体。古希腊哲学的集大成者亚里士多德的时空理论则强调空间位移是最基本的运动形式，时间不过是空间位移的计量。爱因斯坦的相对论视时间为空间的第四维。西方科学也有重视空间的特点，如西方物理学中的牛顿力学、电动力学、相对论、量子场论等都主要研究空间属性。近现代西方科学的最大成就是对物质结构的研究，而物质结构也是事物的空间本质。现代系统科学虽将关注的重心转移到了时间，但它所采用的方法和立场仍然以空间为本位。此外，西方的生命科学、进化论、各种史学理论都突出了事物存在的空间要素。可见，包括哲学和科学在内的西方文化一直沿着空间的轨迹向前演进。

正是由于自古以来中西方文化形成的不同时空轨迹，决定了这两种文化土壤之上的中西医学主体对时空的不同选择，从而导致中西医的认识和实践朝着两个不同的方向发展。于是人类的医学文化分成了两大源

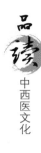

流：中医文化秉持阴阳学说和天人合一的哲学观念，其主流偏向于以时间为本位；而西医文化的主流则偏向于以空间为本位，实行实体研究和主客对立的方式。

# 二、时间与中医

## （一）中医文化的时间型特征

我们说，中国文化意识具有时间特性，是指这一文化圈中的精神现象主要以追求时间意识（探讨时间现象）为特征；西方文化意识具有空间特性，则是说在那里，精神现象与空间意识是紧密相连的。这里的时间和空间都是一种抽象的概念，是把时空及其属性抽取出来，分别建立的两种不同的文化模型。具体来说，时间型文化具有周期性变化、连续、合一、求同、无形、一维、无限、动态等特征，而空间型文化则具有非周期性变化、间断、分离、求异、有形、三维、有限、静态等特征。在这种文化观下观照，我们可以总结出：中医文化具有时间型文化的特点，西医文化则与空间型文化相一致。

### 1. 阴阳五行学说

中医里的阴阳，最早就是用来表示日月推移、昼夜更替的一种时间概念，后来才被上升到自然哲学的高度，用来阐述事物的联系和变化，尤其是事物的周期性变化规律。《易传·系辞上》说："阴阳之义配日月。"而《管子·乘马》则云："春夏秋冬，阴阳之更移也；时之短长，阴阳之利用也；日夜之易，阴阳之变化也。"说明时间体现了阴阳二气运动的阶段、节奏和持续特性。在中医里，无论是养生、保健还是疾病的治疗都依循着阴阳变化的时间之道，阴阳学说已成为揭示天地及人体周期性变化规律的有力工具，处于中医学基本观念的核心地位。故"阴阳四时者，万物之始终也，死生之本也，逆之则灾害生，从之则苛疾不起，是谓得道"(《素问·四气调神大论》)。"五行"是一种循环变化的次序，五行之间相生相克，循环往复，周而复始，自然万物在五行的框架中很好地生长与制约。五行的核心为四时，春属木，为东；夏属火，为南；长夏属土，为中；秋属金，为西；冬属水，为北。四时递嬗，统领五方，实现五行生克。万物归类五行，也是依其与四时相应相动的关系而定的。可见在五行宇宙理论体系和五行系统模型中蕴含着丰富的时间节律的思想。阴阳与五行相结合，能更加具体而又精确地描绘事物的周期性变化及事物运动变化的次序、顺序，很好地体现了时间型文化的周期性特征。

### 2. 天人合一观

中医自古坚持"天人合一"的自然观，认为人与自然界的天地万物是紧密联系在一起的，因此，中医将人的生理、病理现象置于世界万物的总联系网中来认识，"顺应自然，法则天地"成为中医养生治病的一大原则。《内经》强调"人与天地相参，与日月相应"。可见，人是天地的产物，人的生理活动、病理变化无时无刻不受到季节、气候、地理等自然环境因素的影响。实现天人合一、人与自然的和谐是保证人体健康的重要条件。《素问·四时调神大论》也提出"所以圣人春夏养阳，秋冬养阴，以从其根，故与万物沉浮于生长之门"的自然养生法则。天人合一观的基本内涵是人与天地自然同道，其中天道循环呈现出一定的周期性的时间变化规律。因此我们说，中医强调的是"合一"，符合时间型文化的特性。

### 3. 元气论

气是宇宙的本原或本体，其根本属性就是"气化"，即气的运动变化。阴阳二气的升降交感、氤氲合和，五行之气的交互作用，产生了宇宙万物并推动着它们的发展变化。在物质观方面，中医的元气论主张：气是无形的、连续的物质，"气聚成形"，"虚空即气"，"其小无内，其大

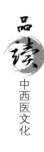
无外"。因此，物质的连续性不仅表现在分立的万物被气连结成一个息息相通的整体，而且表现为有形之物能复归为无形的、连续的气。在运动观方面，中医的元气论强调的是气的升降出入的运动特性，讲究气化形和形化气的"气化"变化。从元气论中我们发现，中医具有"有形、连续、运动"的特性，这些都属于时间型文化的范畴。

**4. 功能关系**

中医学在探讨人体的生理病理特性时，不是从解剖、结构、实体的角度，而是注重从事物的功能、属性、行为、程序、关系等方面进行研究，显示了中医在构建人体的功能系统时不同于西医解剖学实体结构系统的根本属性。中医理论注重动态的功能调节关系，如在藏象学说中讲到的五脏之间的关系、生理功能与病变的关系、五脏与形体诸窍的关系、脏腑与经络的关系等，在发病学上讲到的正邪关系，治疗学上讲虚实补泻关系、标本缓急关系，药物学上讲升、降、浮、沉关系等，方剂学上讲君、臣、佐、使配伍关系。我们知道，中医里这些所谓的功能关系，都是一种无形的存在，体现了中医时间型文化的特征。

## （二）中医养生中的时间轨迹

中医在养生过程中非常注重时间的要素，它强调人要积极调整自我的心神、起居、饮食、情志，适应自然环境和四时气候的变化，以达到养护生命、延年益寿的目的。如针对四季养生，《内经》中指出"圣人春夏养阳，秋冬养阴，以从其根，故与万物沉浮于生长之门"，医圣张仲景则说："春应肝而养生，夏应心而养长，长夏应脾而变化，秋应肺而养收，冬应肾而养藏。"可见自然界的一切生物都受到四时春温、夏热、秋凉、冬寒气候变化的影响，并形成了春生、夏长、秋收、冬藏的自然规律，所以养生中也要顺应四季不同的气候特点。如春季养生，要顺应自然界阳气升发，万物生长的特点，人要适度运动，保证气血的舒畅调达；起居上要早卧早起；饮食上要多吃甜的食物，少吃酸的食物，以补益脾土并防止肝气升发太过。夏季养生，要顺应阳盛于外的特点，精神要神清气和，快乐欢畅，使人体气机宣畅；起居上晚卧早起，以避炎热；饮食上减少肥甘厚味，清淡饮食，但不可恣食生冷。秋季养生，要顺应万物收敛的特点，注意敛神、降气、润燥，抑肺扶肝，以与秋气相应。冬季养生，要顺应阳气闭藏，万物收藏的特点，饮食宜温热而忌寒凉，精神、起居、运动等都要符合闭藏之势。

## （三）中医治疗中的时间轨迹

### 1. 四时

春夏季节阳气多而阴气少，秋冬季节则阴气盛而阳气衰，所以中医治疗疾病时要顺应四时阴阳的不同特点。如春季和夏季，应抑阳助阴，多用寒凉药，少用温热类的药物；秋冬季节，宜助阳抑阴，选药多用温热类药物，慎用寒凉药。在因时选方上，李东垣有独到的经验，如他在《脾胃论》中说到的"诸病四时用药法，不问所病，如春时有疾，于所用药内加清凉风药；夏月有疾，加大寒药；秋月有疾，加温气药；冬月有疾，加大热药，是不绝生化之源也"。以上所述主要是针对阴阳偏盛而言，虚证则不然。针对阳虚的病人多采用春夏补阳法，以时助药，从而取得事半功倍的效果；而对阴虚火旺的患者，多在秋冬季节滋补阴津，时气壮药，效果会更好。如近年来，各地治疗哮喘和慢性支气管炎的阳虚病人多采用冬病夏治的方法，即在盛夏季节服用温补药或用温性药物敷贴背部的肺俞等穴位，都会收到很好的疗效。

### 2. 昼夜

顺应昼夜阴阳消长节律治疗疾病，主要反映在服药时间的选择上，一般凡治阳分、气分的病变，具有温阳、益气、健脾等作用的方药适合清晨、上午服用，因为上午阳气渐旺，补气温阳药可借助人体阳气渐盛之势，发挥药物的作用；凡治阴分、血分的病变，具有滋阴养血、滋养肝肾等作用的方药宜黄昏、夜晚服用，因为此时阴气逐渐强盛，用滋阴养血类药物可借人体阴气欲盛之势，提高药物的疗效。针灸中的子午流注法是中医顺应昼夜时间变化进行治疗的又一特色。子午流注是古代医家发现的一种客观规律，中医学认为，人体中的十二条经脉对应着每日的十二个时辰，人体各经的气血随着时间的不同有着不同的流注盛衰节律，掌握气血流注盛衰的适

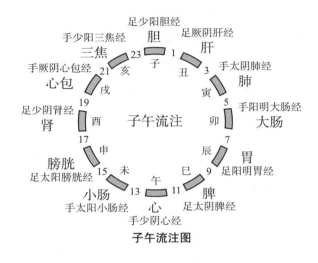

子午流注图

当时机，按其开阖时间取穴，在治疗中可获得事半功倍的效果。

### 3. 月相

随着月球、地球、太阳三个天体的相对位移，月相呈现出朔望节律变化，人体的气血及机能活动受此影响，也出现了同步的变化。《素问·八正神明论》中提到："月始生，则血气始精，卫气始行；月廓满，则血气实，肌肉坚；月廓空，则肌肉减，经络虚，卫气去，形独居。"所以在中医治疗中，要顺应月相盈亏，气血盛衰的变化。正如经典中言"月生无泻，月满无补，月廓空无治，是谓得时而调之"。《素问·缪刺论》还提出根据月相生盈亏空的周期变化规律，决定针刺穴位的多少及针刺次数，如月亏至月满时，针刺次数、穴位应递增，月满至月亏时则宜递减。女性月经也明显受月相盈亏变化的影响，不仅月经周期与月相的时间极为接近，经潮日期与月相变动也表现出密切的相关性。有研究表明，月相从始生到廓满的时限内，是多数女性月经来潮的时间。所以

有医家曾提出根据月亮相位以调治妇女病，即上弦调经，以温养补益为主；月望调经，以理活通消为法；下弦安胎，以固摄安保为重；朔时止带，除湿健脾补肾。

# 三、空间与西医

西方传统以空间为本位来认识世界，他们采取主客对立的方式，把对象首先看作是一个空间的存在。作为空间存在，事物整体是由部分构成的，事物的部分决定事物的整体。所以认识事物的时候就会以分解、还原作为基本方法，也就必然会主张透过现象到现象背后去寻找事物的本质。作为西方科学的一个分支，西医学同样以空间为本位，采用抽象的方法和分析还原方法，注重对人体物质构成的研究。对此，中医哲学专家刘长林指出："在认识过程中，西医不得不把生命的丰富性、生动性、整体性舍弃，将复杂奇妙、充满个性的生命整体简化为实体单元和枯固的一般。西医学像整个西方科学一样，长于把握静态的类别，难于把握动态的个别。它可能精确诊断某一类病，指明其有形的病原体和病灶，但不能确切了解患者个体的特殊性，不能说明其生命整体运化的不适和损伤。"

## （一）西医文化的空间型特征

### 1. 四体液说

中医的阴阳五行学说在西医中的孪生兄弟就是"医学之父"希波克拉底的"四体液说"。希波克拉底认为，组成人体有四种基本的元素——血液、黏液、黄胆汁、黑胆汁，如果这四种元素在比例、能量、体积等方面配合得当，且完美地混合在一起，人就享受健康。若某种体液分离，不相协调，任何一方的过多或偏少就会导致疾病。四体液说与

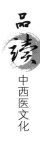

五行说看似相合，都是用几种物质来解释人体的健康和疾病，但二者内在的差异却非常大。五行注重的是"行"，即事物的动态功能及其变化次序，突出表现变化的循环规律。而四体液说偏重的是"素"，即事物的组成要素、成分、比例等。以此为基础发展起来的近现代西医学的基本概念如细胞、细菌、病毒、基因、抗菌素等，都具有典型的非周期性变化的空间型特征。

### 2. 天人对立观

西方关于天人关系思想主要倾向于"天人对立"的自然观，近代随着"人类中心论"的出现，不再把人类单纯地看作有机自然的构成部分，而是自然界的对立物，人和自然都是独立的，进而突出人类在认识自然、改造自然中的力量。这种天人对立的思想导致近代西医学不注重环境对人体的影响，因而在病机上往往把复杂的自然外因简单化；在诊断上则忽视人体内在的功能，而着力于寻找致病因子；在治疗上强调通过对抗或补充手段消除外因来克服和战胜疾病。化学合成药物的新旧替代和手术疗法是"天人对立"关系在西医实践中的典型表现。西医学这种"天人对立"的分离思想，正是空间型文化的体现。

### 3. 原子论

在物质观方面，与中医的元气论比较，西医坚持的是原子论，它认为：万物本原是一种最小的、不可见的、不能再分的物质微粒——原子，原子在性质上是相同的并且具有一定的几何形状，故是"有形"的。原子是事物不可分割的单元，它没有质的差别，只有大小形状的不同，原子以不同的秩序和位置相互结合而形成各种事物。有形的原子和万物彼此之间存在着虚空，是间断的。西医肯定世界本原具有固定形态的物质观，使其有注重结构还原分析的传统。在运动观方面，西医原子论倾向于"把变化理解为具有一定质的微粒子的存在以及它们的增减、结合和分离"，这显然是形而上学的机械运动观，具有相对静止的特性。从西医的原子论中，我们可以看到西医具有"无形、间断、静止"的特性，符合空间型文化的特征。

**4. 实体结构**

西医一般通过解剖的方法来研究人体的组织结构和功能状态，其思维的着眼点在于形体器质性的改变及具体的各种物理、化学机制上。以西医皮肤解剖为例，从皮肤开始，对人体进行一步步的从浅层到深层的解剖研究，找出皮下组织、血管、神经、肌肉的位置、走向和它们之间的关系。从西医的解剖过程中，我们会发现西医的空间性特征。西医的研究逐渐向微细方向深入，甚至到达细胞、亚细胞及分子水平，注重于元素及结构的分析，是一种实体思维。实体思维使人们相信，一切现象、一切表现都是某个实体存在。在西医诊断和治疗中，任何疾病的发生都必须找到客观实体作为确信无疑的证据，如支原体、衣原体、病毒、细菌等，它要求实际客观的存在，而非虚拟的现实。因此，相对于中医"无形的"具有"时间型文化特性"的功能关系而言，西医有形的实体结构思维实属空间型文化的范畴。

**（二）西医——原子论基础上的空间医学**

西医学以原子论为基础，原子论始于古希腊，复兴于近代，它认为：原子是宇宙间万物的本原，是宇宙间最小的物质，不能进一步割裂，它们大小形状不同，以不同的方式和空间位置构成宇宙间各种物质实体。无数的原子在宇宙空间中不断的运动，相互撞击，通过结合从而产生各种各样丰富多彩的现实世界。西医的原子论决定了西医学的空间性。在原子论中，世界万物都是由原子组合而成的，因而是可分解的，把事物分解还原到原子，就找到了事物的本质和终极原因。西医接受这样的思想发展为医学还原论，遵循"原子-组合"观，把人理解为由原子（或其化身细胞、分子、物质成分等）组合而成，因而可以分解。它认为整体的基础和根源在部分，宏观的基础和根源在微观，只要把整体、宏观向下分解、还原到部分、微观，就能阐明整体和宏观，只有分解、还原到微观的物质颗粒，才能说明健康与疾病的本质和终极原因。

构建于原子论基础上的西医学就是一种空间医学，通过生物、化学、物理等方法找出各种物质成分及其空间结构，通过研究各种物质成分及排列结构以发现异常的物质成分，从而进行治疗。西医学把人体分割成了不同的组织，如上皮组织、肌肉组织、神经组织和结缔组织等，并以相同的分割方法研究人体的器官乃至包括运动、神经、消化、泌尿等在内的不同系统，其中各系统相互孤立，具有一定的空间结构却没有统一的整体观念。西医肯定世界本原具有固定形态的物质观，使其有注重结构分析还原的传统。西医的还原论以实体本原论为出发点，由宏观到微观探索物质的空间结构，希望用最基本的物质组成说明世界的本原，主张通过调整和修缮对象的物质构造，以使对象恢复原状。在原子论、构成论的指导下，西医学多直接研究人体的空间结构，是在结构决定功能指导下的病因学研究。从认识方法层面来说，西医学认为人体各组成部分皆为有形之物，若想知道人体的生理病理状态，就只有通过解剖、化验、分析等手段。在治疗方式上也主要针对致病因子所引起的人体器官、组织乃至细胞或亚细胞的病变，施以药物、手术或其他理化及生物手段，以去除病物和病变组织细胞或促进病变组织细胞的修复。总之西医研究的都是一些眼睛看得见的有形东西，确切来说，都是三维空间中占据一定位置的实体。

# 四、实现中西医时空并重的优化组合

时空的概念构成一切认识的基础和出发点，空间的特点是广延和对立，时间的特点是持续和共享。时空关系密切，没有离开时间的空间，也没有离开空间的时间。我们知道，人体是一个由时间结构和空间结构组成的统一整体，人体的时间结构和空间结构都正常，人就健康；如果时空结构中有一个出现异常，人就容易生病。中医文化注重人体时间结构的研究，西医文化注重人体空间结构的探索。在临床实践中，往往会有人体时间结构异常而空间结构正常的患者，在西医那里会出现"有症无病"的现象，病人感觉有病，但又查不出来病因。而人体空间结构异常、时间结构正常的患者，在中医那里又会出现"有病无证"的现象，病人感觉不适却又无证可辨，例如一些肿瘤早期的患者。无论是西医的"有症无病"还是中医的"有病无证"都会耽误患者的治疗。为了解决这些问题，我们选择了实现中西医时空并重的优化组合。无论是在医学理论的研究中还是医学临床的治疗中，既要注重中医的时间特性，又要考虑到西医的空间特性，时空并重，以便更好地为人类健康服务。

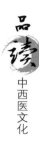

# 功能与形态

中医历史上存在这样一种特殊现象——临床不依据解剖学，医家们主要通过望、问、闻、切四诊方法来检查病情。至于人体内部矛盾究竟发生了什么样变化，医家并不过问，也不关心。他们认为人体内部的病理状态会通过各种形式反映到体表来，只要考察外部特征进行辨证，然后通过针灸、按摩、服中草药等手段，可使机体重新恢复到正常功能。可见中医是功能医学而不是形态医学，中医学虽然也有"心""肝""脾"等名词，可这些名词与西医解剖学中的"心""肝""脾"完全是不同的概念。"脏腑"这个中医学中经常用的名词，其实是一种功能化的概念，而非实实在在的器官。这种现象很奇怪，医学是研究人体疾病发生、发展、诊断、治疗过程和规律的科学，研究医学必然要探讨人体的解剖结构，解剖学主要研究的是机体的形态结构问题。从历史上看，中医学有过解剖活动，而且中医学经典《内经》中就有记载，令人遗憾的是，由于种种原因，中医始终没有形成系统的解剖学，也没有人画出一幅详细完整的解剖图谱，更没有出现专门的解剖家。历史的长河中也有人试图去进行这方面的研究，可是很快被封建的卫道士们群起而攻之，最后湮没了。解剖学的滞后，严重制约了中医的发展。反观西方，重视人体解剖学的发展，强调探讨生命的形态结构，认为形态结构决定功能。早在古希腊和古罗马时期，西方医学就有了较严格的实体器官概念，血管、神经、卵巢等比较微细的名称与实体器官一一对应，文艺复兴以后又对于形态和实体进行深入的描述和揭示。由于解剖学的发展，西医大踏步地前进，而中医却始终在原地徘徊。

# 一、天才的想象——中医藏象理论

"藏象学说"是《内经》的重要内容，是中医理论体系的核心之一，它赋予中医理论一系列特点。藏象学说中的心、肺、脾、肝、肾等脏腑的名称虽然与现代人体解剖学的脏器名称相同，可是生理、病理的功能却不完全相同。那么藏象是什么呢？明代杰出的医学家，温补学派的代表人物张景岳明确定义了藏象，他说："象，形象也。藏居于内，形见于外，故曰藏象。"可见，"藏象"一词本身具有由外在信息（象）推知内在情况（藏）的方法论的含义，也即中医的司外揣内的方法。医家们在长达数千年的医学实践中对藏象的认识不断深化，现在的许多教材中指出，藏象并不是脏器本身，而是指体内脏器所表现于体外的各种现象。

中医藏象学说带有直观、思辨、猜测的性质。在解剖学不发达的情况下，医家们忽略了对人体器官进行本体性、结构性研究，而把相互联系最紧密的生理功能、病理表现与体表部分归纳在一起，用"五脏"和"六腑"加以概括。医家们并不拘泥于内部哪个具体的器官发生了病变，而是放在机体的整体活动去观察。人体的外部病理表现正是体内机能异常时输出的信息。医家们对这些信息进行研究分析，并通过各种治疗手段使机体重新恢复正常。人们无法对脏器进行深入的实证研究，揭示它们的功能和联系，只能借助猜测，所以夹杂着一些神秘主义的色彩，也没有一个标准和尺度。与之相对，西方的脏器是以解剖学为基础，把脏器看成是分属各个功能的独立单元，界限分明，非此即彼。

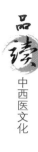

相对西方医学的脏器，中医学脏腑概念的外延要比西医宽泛得多。以"心"为例，中医的心的生理功能为：主血脉、主神明、主汗液，开窍于舌，其华在面，与小肠相表里。西医中的心是人体血液循环的动力器官，右心房内的血首先进入右心室，经肺动脉注入肺，在肺内经气体交换后变成含氧血，经肺静脉回到左心房，再经左心室注入主动脉，流经全身组织器官后变成乏氧血，经全身各级静脉汇集到上、下腔静脉，注入右心房。中医与西医最大的分歧在于"心主神明"的认识，中国丰富的语言中有众多类似的表达，如心悦诚服、心花怒放、心慌意乱等，而西方医学随着解剖学、生理学的发展，逐步认识到人的思想、感情是由大脑支配的，与心无关。此外，中医学认为"心主汗液"，西医则认为皮肤汗腺分泌汗液，受植物神经支配，与心脏功能无直接联系。总体而言，中医学中的"心"与西医解剖学中的心完全是不同的概念，是代表一个功能系统的符号，这种定义也使得解剖形态学研究可有可无，中医解剖学的落后与中国传统文化有着紧密的关联。

# 二、文化的土壤

中医是中国优秀传统文化的一部分，中国传统文化对中医学的思维方式和基础理论有着深刻的影响。中国传统文化非常强调政治伦理、道德人心。中国古代社会以"仁""义""礼""智""信"为传统伦理道德的核心，强调通过伦理道德的教化，使百姓复归于"朴"，以达到"正心""修身""齐家""治国""平天下"的目的，表现出"重天理人伦而轻物器之性""重道轻器""尊经崇古"等价值观，这些价值观对中医学的形成与发展产生了巨大影响。

先看看"重道轻器"思想。对道与器关系进行最早论述的当属《周易》。《周易·系辞》中说："形而上者谓之道，形而下者谓之器。"我国近代学者郑观应对"道"与"器"的关系进行了解释，他认为：所谓"道"，是万物与人性之本原，是治理国事之本。作为一种学问，"道"是"一语已足包性命之原，而通天人之故"的原理之学。所谓"器"，即"形而下者"，是万物，是有利于物质发明和实际生活之末。作为学问，指"一切汽学、光学、化学、数学、重学、天学、地学、电学"等"后天形器之学"。郑观应的解释很具有代表性，"道"是治国之本、伦理道德，而"器"是实际生活及西洋学术。

春秋战国是我国传统文化的奠基时期，此时"重道轻器"的思想观点已经确立。"道"的地位被不断提高，孔子曾说"志于道，据于德，依于仁，游于艺"。宋代理学家朱熹直截了当地斥责那些留意于"器"的学者："为此学而不穷天理，明人伦，讲圣言，通世故乃兀然存心于一草一木，器用之间，此是何学问！"他把应用科学技术的发明视为"奇机淫巧""雕虫小技"。正是由于中国传统文化伦理道德上的价值取向，使人们把思维重心放在了内在的修养方面，忽视了科学技术和发明创造。在晚清时期，一些开明的封建士大夫为挽救国家民族危机，要求向西方学习，兴办洋务，以此来振兴国家，却遭到了很多守旧大臣的反对，理学家倭仁是其中一个代表。他反对同文馆内增设天文算学馆，反对选用科甲官员入馆学习天文、算学，反对清政府兴办洋务，说出那句经典可笑的话"立国之道，尚礼义不尚权谋；根本之图，在人心不在技艺"，把这种"重道轻器"的思想发挥到极致。中国大多数社会精英和思想家重视对社会治乱兴衰的思考，热衷于对社会、对人生的探讨，超过了对自然的关注。他们认为，科学技术无论多么高明，总不过属于"艺"和"器"的范畴，懂不懂并不重要，懂得不为稀奇，不懂不为可耻。"治国平天下"才是最有价值的大学问，才是知识分子的正途和毕生追求。知识分子和社会精英阶层很少有人将精力致力于科学研究和发明创造，任其自生自灭。

这种思想影响到中国医学的发展，中医在医疗实践中长期注重"身

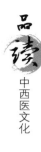

心功夫"，将解剖学研究视为"不穷天理，不明人伦，不讲圣言，不通世故"，致使早期大量的解剖成就日渐湮没。中医理论表现出深厚的思辨色彩，不重视事实判断，忽略实证，倾向于直觉、顿悟等思维方法。中医学家们"取类比象"，"运用之妙，存乎一心"，并把这种思维倾向发展到登峰造极的地步。中医藏象学说和经络学说是中医理论的核心和基础，中医的脏腑并没有一个实体的概念，其具体结构是什么，大家谁也说不清，也认为没有必要去关注。

中国传统文化非常强调孝，其中好好爱惜自己的身体是孝的体现。《孝经·开宗明义章》中说："身体发肤，受之父母，不可毁坏，孝之始也。"《礼记·祭礼》中称："父母全而生之，子全而归之，可谓孝矣。不亏其体，不辱其身，可谓全矣。"毛发是人身体的一部分，中国古代曾经把毛发看得非常重，认为人一旦剪去头发，不仅是不孝，而且身体会丧失精气，生命健康将受到威胁。在中国古代，如果斩落别人的毛发，受到的处罚很重，睡虎地秦简《法律答问》则有"斩人发结"要加以刑罚的条文："士伍甲斗，拔剑伐，斩人发结，何论？当完为城旦。"这句话的意思是，如果拔剑相斗，伤害别人的头发，要处以重罚。"完城旦"指受刑罚的人不但要剃去头发，而且还要服六年劳役，可见古代对头发的重视。由于毛发如此重要，古代设立了专门的刑罚——髡刑，就是剃光犯人的头发和胡须，古人认为这种刑罚比笞刑还要重。在某些情况下，头发可以作为人身的替代品。《艺文类聚》记载了一个故事：在一次行军时，曹操下了一道命令，不得践踏农田，谁要违反就要杀头，于是骑兵就下马前行。曹操自己的马受惊，冲到了田里，违反了命令。曹操就把军法官喊来，要求执行，军法官拒绝了。曹操就割下了一把头发，扔在地上，表示受罚了。古时候，剪别人的头发也会招来杀人之祸。《春秋左传·哀公十七年》记载，卫庄公见到己氏之妻头发漂亮，就让他剪了下来作为自己夫人吕姜的假发。己氏认为侮辱了自己，对此怀恨在心，但畏于卫庄公的势力，只好隐忍不发。后来庄公落难，逃到己氏处请求救助，己氏没有忘记妻子被剃发的耻辱，最终杀了庄公。

头发都这么重要，那么解剖尸体就更不行了。在中国医学史上，最早的病理解剖就以两条人命为代价终结。南北朝时期，有名叫唐赐的官员在外面喝酒回家后吐了20多条虫子，生命垂危。临死前告诉他的妻子剖腹查看病因，他的妻子答应了，死后解剖了他的尸体，这件事在社会上引起了极大的震动，甚至惊动了皇帝。大多数人认为这是罪大恶极，要求严惩，也有人提出质疑，认为不必判死刑。三公郎刘勰提出："赐妻痛遵往言，儿识谢及理，考事原心，非在忍害，谓宜哀矜。"但吏部尚书顾觊之反对："以妻、子而行忍酷，不宜曲通小情，谓副为不孝，张同不道。"皇帝认同顾觊之的意见，结果母子二人同时被判死刑，并弃市示众，这件事在《南史·顾觊之传》中有记载。可见，身体发肤如此重要，涉及生命和伦理。古代中国的伦理和法律是相连的，道德原则本身往往就是法律，因而毁伤他人躯体即为伦理道德所不容，也就为法律所禁止，人体解剖学在中国古代没有生存的土壤。

中国传统文化中有崇尚先圣、崇古贱今的思想。孔子提出君子有三畏："畏天命，畏大人，畏圣人之言。"其含义就是，君子应该有三点敬畏：敬畏上天的意志，敬畏德高的君主，敬畏圣人的遗训。其中的第三畏就是圣人之言。在这种思想的影响下，尊经法古始终是中国传统文化价值观的主流，对中医学发展影响至深。千百年来，《内经》一直是中国医学最重要的经典，在如此辽阔的国度里，无论东西南北的医家们都使用它，信奉着共同的理论和医学术语，直到今天仍然是中医学科理论的基础和源泉，这不能不说是一种奇迹。中国古代的医家们把《内经》《伤寒论》等经典奉为金科玉律，置于很高的位置。他们不是从临床实际出发，对疾病进行客观的研究，而是从经典中找证据，凡是与经典不符的，就被视为离经叛道，或者是将新思想、新理论经过重新改装后，纳入到"经典"中。这种思想导致了严重的学术僵化，与两千年前相比，中医学在理论上、实践上没有重大的创新和突破。无数的医家把大部分精力放在校注、考证、训诂、类编等方面，这不能不说是一个莫大的悲剧。

与中国传统文化不同，以古希腊为代表的欧洲文化强调对自然的探索，摆脱无知和愚昧。古希腊哲学家亚里士多德曾经说过："古往今来，人们开始哲理探索，都应起于对自然万物的惊异。一个有所迷惑与惊异的人，每每惭愧自己的愚昧与无知，他们探索哲理的目的就是脱出愚蠢。"医学界同样强调对自然的认知，"医学之父"希波克拉底就坚信疾病服从自然法则，他认为医生要想很好地履行自己的职责，必须对自然、人的生存环境、人的机体有足够的了解，这样不仅能够找出发病的原因，而且能够预见一些疾病的发生，从而更好地避免病痛。他们主张对人体进行精微的观察，解剖是一种主要的形态观察方法。西方学者认为，动物进化所表达的语言和音节就是生命体的各种形态结构。黑格尔曾说过："形态是动物的主体。"西医学从古希腊起就具有良好的解剖传统，在盖仑时代，解剖学已成为医学教育的基础课程。医家们认识到，唯有熟知人体内部构造，熟知人体生命规律，才能治疗和预防疾病，从而推动了解剖学的发展，而解剖学的应用和发展反过来又推动了西方医学的不断创新和突破。

# 三、中西医解剖学案例

中国的历史长达几千年，在这个过程中有没有尸体解剖呢？答案是肯定的。相传黄帝时期出现了三位名医，除了雷公和岐伯两人外，名气最大的是俞跗。他的医道非常高明，特别是在外科手术方面很有经验。据说，他可以做手术，用刀子划开皮肤，疏通经脉，洗浣肠胃。《史记·扁鹊仓公列传》记载上古名医俞跗，能"割皮解肌，诀脉结筋，搦髓脑，揲荒爪幕，湔浣肠胃，漱涤五脏，练精易形"。可见，上古时期我国名医已较精确地掌握了实用的解剖知识，并实施外科手术。

以医学为目的的解剖的最早记载是在西汉王莽年间，据《汉书·王莽传》记载，王孙庆参与河南东郡太守翟义举兵造反，失败后王孙庆被捕获，"莽（王莽）使太医、尚方与巧屠共刳剥之，量度五脏，以竹筵导其脉，知所终始，云可以治病"。王莽下令太医、尚方、巧屠等把王孙庆开膛剖腹，观察了脏腑的形状，测量其大小和轻重，用竹筵导入脉管，观察脉的走向。虽是为惩罚"叛贼"，但也进行了医学研究，这是中国医学史上关于中医解剖学的最早记录，遗憾的是，这次解剖的观察记录没有保留下来。

宋仁宗年间（1041—1048），广西少数民族首领欧希范由于不满朝廷的压迫率众起义，为了平息起义，朝廷假意进行招安，他们以犒赏的名义邀请起义军首领赴宴。在宴会上，偷偷派人在菜里和酒里放入了药剂，欧希范等人酒醉如泥，于是束手就擒，多人被杀，还有许多人被解剖。宜州推官吴简观察了解剖过程并做了解剖记录，画工宋景绘成五脏图，名之曰《欧希范五脏图》。这幅图虽然失传了，但日本医家尾原性全的《顿医抄》和《万安方》保留了其中的一幅图，这是是目前所知最早的《欧希范五脏图》图形。《欧希范五脏图》虽然有许多错误之处，但这是根据实地解剖绘制的最早的人体脏腑图，对后代有很大影响，还流传到日本，成为日本认识人体脏腑的重要读本。

王清任（1768—1831），河北省

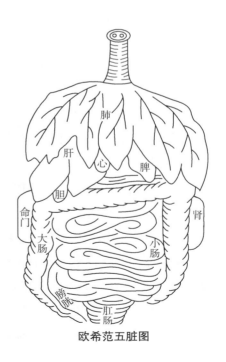

**欧希范五脏图**

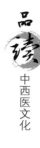

玉田县鸦鸿桥河东村人，少年喜欢武术，曾考中武秀才，二十多岁开始行医。王清任在阅读历代医家的著作时，发现前人对脏腑的描述和所绘制的图形有很多自相矛盾的地方，为搞清楚人的脏腑结构，他进行了长达42年的解剖学研究活动。1830年，他以多年的临床心得与实践研究著成《医林改错》。该书分上下两卷，另外有图谱25幅，倾注了王清任的巨大心血。为了弄清人体内部结构，王清任进行了许多实地考察。1797年，王清任路经今河北省唐山附近的稻地镇时，遇到当地瘟疫流行，当地很多小孩染病死亡，很多穷人家病死的孩子仅用席子裹埋，又因当地有不深埋的风俗，坟地里有不少尸体被野狗咬过后露在外面。王清任冒着被传染的危险，忍受着强烈的尸体的味道，每天到坟场观察。经过连续十多天的细心观察，他发现医书中所描绘的脏腑图多与事实不符。王清任还多次亲临刑场，观察受剐刑的犯人的内脏。1799年，王清任在今沈阳，听说一妇女因打死其夫与公公，被押解省城处以剐刑，便一路跟到刑场。当行刑者提着女犯人的心、肝、肺从王清任前面走过时，他仔细地观看。令人叹息的是，《医林改错》一问世，就遭到了医学界的群起围攻，说他教人"杀人场上学医道"。林清任试图将解剖学引进到中医学中的尝试以失败告终。

西方解剖学是在西方文化背景下形成发展起来的一门科学。亚历山大利亚建立于公元前332年，很快取代了雅典，成为地中海地区科学文化和商业的中心。这一时期，亚历山大利亚医学家开始了人体解剖的研究，甚至允许对死刑犯进行活体解剖。此时，医家们建立的系统解剖学为认识人体结构和功能开辟了新的途径，对后世产生了无法估量的影响。希洛菲利和埃拉锡斯特拉特是其中最为著名的两个人。

希洛菲利非常崇敬希波克拉底，但是他认为希波克拉底的著作没有重视解剖学，决心弥补这一缺陷。他描述了脑是神经系统的中心器官和智慧的所在，这一点正好与亚里士多德的学说相反，亚里士多德认为心脏是智慧的中心。希洛菲利是也第一位将大脑与小脑区分开的人，并准确地记述了肝脏和生殖器官。他发现小肠的起点部分大约有十二个指头那样长，命名为"十二指肠"，迄今解剖学上的"写翮"和"窦汇"仍以他名字命名。

埃拉锡斯特拉特特别注意脑的正常解剖和病理解剖，认为脑是心理功能的中心，在神经系统研究中有重要发现。他认为人体存在着两种不同的神经：一种是感觉神经，从体表传送信号到大脑；另一种是运动神经，从大脑传递冲动到肌肉系统。可见埃，拉锡斯特拉特已认识到大脑是神经系统的中枢。

希洛菲利和埃拉锡斯特拉特的人体解剖研究是开创性的，至今人体解剖学上的一些解剖结构依然以他们的名字命名。

维萨里的《人体的构造》一书以大量准确、精美的插图揭示了人体内部结构，指出流行一千多年的盖仑学说中的 200 多处错误。《圣经》里面说：上帝命令亚当抽去一根肋骨变成夏娃，男人的肋骨比女人少一根，人身上都有一块不怕火烧、不会腐烂的复活骨，它支撑着整个人体骨架等，而《人体的构造》却将这些神学信条彻底否定了。维萨里激怒了教会人士，于是他们想办法迫害他。不久，维萨里为西班牙的一位贵族做尸体解剖，刚刚剖开胸膛时，监视官就说心脏还在跳，维萨里杀了人。1563 年，宗教法庭以"杀人罪"判处维萨里死刑。他的朋友们听到这个消息后，为他奔走呼号，积极营救，一直上书给国王菲利普二世。维萨里曾任菲利普二世的御医，在宫廷从事医疗服务近 20 年，由于他医术高明，深得王室信任，并被封为伯爵。在菲利普二世的干预下，教会让维萨里去耶路撒冷朝圣，忏悔自己的罪孽。1564 年，维萨里于归航途中不幸遇险，死于地中海的赞特岛。17 世纪以后，《人体的构造》成为欧洲各医学院解剖学的主要教材，人体解剖也成为一门必修课。维萨里在解剖学上的开拓性贡献奠定了近代医学的基础，被后人尊称为"解剖学之父"。

# 四、功能与形态的关联

基于形态观察的解剖方法是西方医学获得巨大成功的基本条件，但是我们也不能无限夸大其作用，解剖处理的毕竟是尸体，与活生生的人还是有一定的区别，人具有的生命特征，死后就会停止。如经络不是通过解剖发现的，而是经过长期的医疗实践，人们发现刺激人体某些部位能够缓解、治疗和预防疾病，经过总结，人们发现这些部位在人体分布呈现一定的规律，因此人们把一些穴位组合在一起形成一条条经络。经络学说是中医学的瑰宝之一，经络运行气血的生命现象必须在活体状况下，生命一旦停止，经络现象就不复存在，这也是西方解剖学不能发现经络的原因。

虽说中医重功能，可是这个"功能"是历经了几千年的发展，无数医家进行了反复观察和临床实验得来的，是经验的总结。例如中医脏腑概念虽和西方解剖学中的概念不一样，有着更多的外延，但随着现代医学的发展，人们发现其外延并非完全主观臆断，而是有一定道理的。例如，"肝肾同源"论是中医学体系中五脏相关理论之一，它的医学理论基础源于《内经》，理论体系形成于明代，它揭示了同属于下焦的肝肾两脏在生理、病理上存在着相互滋生、相互影响的密切关系，形成了"肾病治肝""肝病治肾""肝肾同治"的治疗方法。临床研究可知，在治疗肝肾阴虚型的慢性乙型肝炎时，采用滋肝补肾的治疗方法可以使肝功能得到有效改善，肝功能的改善可以在一定程度上抑制乙肝病毒。研究者也发现，肝肾都与神经内分泌免疫网络有着密不可分的联系。再如，"肾开窍于耳"是中医学的基本观点之一，《灵枢·脉度》说"肾气通于耳，肾和则耳能闻五音矣"，说明两者之间有一定的关联。遗传性肾炎神经性耳聋综合征是一种以肾脏疾病和耳聋为特点的家族性遗传病，病情严重时可引起肾炎，可出现水肿、高血压，同时伴有耳鸣耳聋、中重度中耳炎。药物损害方面，链霉素、庆大霉素、卡那霉素的毒副作用的主要器官为肾和位听神经，可见肾与位听神经有着共同的得病基础。人们发现，肾和耳蜗中的某些细胞在功能、结构、酶含量与分布、药物反应等方面具有近似的特点。

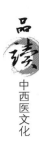
# 健康与疾病

中西医的文化特性有诸多不同，如果从医学目的和本质功能这个角度去品味，我们会发现中医是一门"生生之学"，关注的是人类的健康，而西医是一门"疾病科学"，关注的是如何战胜疾病。中医坚持以人为本的理念，它总是在寻找健康的钥匙，团结真正的朋友，不断提高人的自我健康和痊愈能力来保护健康和养护生命。国医大师陆广莘总结出：中医学是一门"究天人之际，通健病之变，循生生之道，谋天人合德"的健康生态智慧学，中医学的八字方针是"努力发掘，加以提高"。与中医相比较，西医的对象主要局限于疾病，问病从哪里来？病在什么地方？是什么原因？西医是找到病因，消除病因；找到病理，纠正病理；发现了病灶，就清除病灶。西医学的临床实践如果也用八个字概括，就是"努力找病，除恶务尽"，即利用现代高科技手段努力寻找"敌人"，并直接帮身体消除"敌人"的过程。因此，如果说中医学是一门集养生、保健、治病于一体的以人为本的健康医学，西医则是一门"努力找病"并"消灭疾病"的以病为中心的疾病医学。

# 一、健康与中医

## （一）中医注重养生和保健

中医以人的健康长寿为目标，强调"不治已病治未病"，是一门重养生和保健的健康医学。《素问·四气调神大论》中指出："圣人不治已病治未病，不治已乱治未乱，此之谓也。夫病已成而后药之，乱已成而后治之，譬犹渴而穿井，斗而铸锥，不亦晚乎！"《灵枢·逆顺》也明确提出："上工刺其未生者也……故曰：上工治未病，不治已病。"可见中医重养生，以自我调理为主，不过分依赖药物，并强调预防为主，未病先防，已病防变。中医学将医生分为上工、中工、下工，孙思邈在《备急千金要方》中讲到，"上医，医未病之病"，以养生医学为先；"中医，医预病之病"，以保健为重；"下医，医已病之病"，以治疗医学为下。

中医是如何养护生命的呢？《灵枢·本神》中提出了中医养生的三个原则："故智者之养生也，必顺四时而适寒暑，和喜怒而安居处，节阴阳而调刚柔，如是则僻邪不至，长生久视。"即养生要顺应自然四时的变化，保持心态平和、阴阳平衡的状态。我们知道"百病皆生于郁"，所以中医的养生和保健重在让气血流通，其中《内经》病机十九条中就谈到"疏其血气，令其调达，而致和平"。中医里的药物疗法、针灸疗法、推拿按摩疗法、运动法、音乐法等都是让人气血畅通的绿色方法。中医有言，"上守神"，"粗守形"，所以中医特别强调"养生治神"。养生指的就是修养精神世界，即意志、精神和境界。如果一个人不会做人做事，心理不健康，自私自利，只为自己一个人想，那他的身体一定不会健康。"人"是由一撇和一捺构成的，一撇是物质，一捺是精神，所以要想收获全面的健康，就要追求物质和精神两方面的平衡。人的问题多是心态

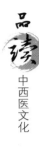

问题，是人格和境界的问题，所以我们会说养生贵在养德，正如孔夫子所言"德润身，仁者寿"，只有好的思想和品德才能支持住人的肉体，实现身心的全面健康。健康就是稳态，因此我们要有"不管风吹浪打，我自闲庭信步"的心境，又要有"大肚能容，容天下难容之事；开口便笑，笑世间可笑之人"的气度。这才是最高境界的中医养生，即提高一个人的品位、追求和境界，使之开出最绚丽的生命之花。

### （二）中医是"天人合一"的生态健康医学

自古以来，中医学一直坚守着"天人合一"的传统哲学观。早在《内经》中就有"人禀天地之气生，四时之法成"，"人与天地相参也，与日月相应也"，"天食人以五气，地食人以五味"等相关论述。人与自然是一个统一的整体，不论是日月运行、四时气候、昼夜晨昏，还是地理环境的各种变化，都会对人体的生理、病理产生重要影响。因此，中医坚持天人合一的生态健康观念，人要想健康就要顺应自然界运动变化的规律来进行调养护摄，与天地阴阳保持协调平衡，使外不伤于六淫，内不伤于七情，正气存内，恬惔虚无，精神内守，百病不生。此外，在追求"天人合一"的过程中，人体本身具有的健康能力和自愈能力就会迸发出来，实现人体内外环境阴阳和合的健康平衡状态，从而达到保养生命、延年益寿的目的。

中国文化所信奉的"天人合一"的自然生态观念从根本上决定了中医是一门实现"天人合德，生态共演"的健康医学。正如陆广莘教授所提出的："基于中国学术传统，中医学成为一门'究天人之际，通健病之变，循生生之道，谋天人合德'的生态智慧学。它的本质功能是'方技者，皆生生之具'，主旨在于帮助生命体的自组演化，以达天人合德的生态共演。"陆老还认为，中医学认识的人都是生存环境中的人，中医对人的生命、健康、疾病等的认识也是从人与其生存环境的相互作用中去把握的。人体"升降出入"的"阴阳自和"稳态模型、"正邪相争"的相互作用模型等都体现了这一点。因而，中医学不仅具有天人合德、生态共演的生态观理念，还在养生、保健、治病的实践中，切实实现了"万物并育而不相害"，"与万物沉浮于生长之门"的天人合一健康理念。

在天人合一的自然观影响下，中医始终追求着人体内外环境的平衡状态。对于人体生存的外环境，中医认为"天生阴阳，寒暑燥湿，四时之化，万物之变，莫不为利，莫不为害"（《吕氏春秋》)，即外在环境的刺激因素本身没有绝对的利或害，关键在于人体对环境的适应力，这正体现了人对环境的包容性。在疾病的治疗中，中医也不强调对环境刺激因素尤其是生物因素的彻底清除或消灭，体现了对致病因素的宽容。药王孙思邈说过，"天生万物，无一而非药石"，而中医的职责正是"聚毒药以供医事"，即通过对"毒"的转化利用，来调节人体内环境的平衡，并且中药是天然药物，非长驱直入的补充替代性的化合药物，避免了内环境的污染。透过中医天人合一的自然观，我们可以很好地品味到中医是一门与外界环境共生长的生态健康医学。

## （三）中医是以"正气"为本的健康医学

中医学认为，人体内正气的盛衰才是维持身体健康的关键，人体正气当家，必然百邪不侵。正如中医经典中所强调的"正气存内，邪不可干"，"邪之所凑，其气必虚"，"逢疾风暴雨而不病者，盖无虚，故邪不能独伤人"，"四季脾旺不受邪"等。这些都确切地说明了人是否健康，决定于自身正气的强弱，这与单纯强调对抗疾病的西医学形成了鲜明的对比。中医的"正气"指的是人体的正常功能活动，以及对外界环境的适应能力、抗病能力和康复能力，有维护自身生理平衡与稳定的功能。中医正气包括了营、卫、气、血、精、神、津、液和脏腑经络等功能活动。在疾病的发生发展和预后转归的过程中，疾病是否发生，是否恶化及预后的好坏，关键取决于正气。正气充足则人体阴阳协调，气血充盈，脏腑功能正常，能抵抗外邪，免于生病。正气不足则邪气容易损害人体，

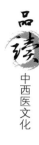

机体功能失调，产生疾病。

健康与疾病的区别在于：健康状态是"正气存内，邪不可干"，疾病状态是"邪之所凑，其气必虚"。健康状态并不意味着没有"邪"的存在，只是因为人体自主的调节自身的"正气"存内，邪气就不能干扰、破坏人体"阴平阳秘"的平衡状态。从疾病向健康的转化也不意味着"邪"的彻底消失，只是实现了从"邪之所凑"向"邪不可干"转化。因此，在人体发病和愈病的转化过程中，在正邪之间的相互关系上，"正"是主要的，"邪"是次要的。所以在中医理念里，人体自稳调节的这个"正气"起着根本的主导作用。养生莫若知本，这个"本"就是正气存内的"正"。"正"是中医关于健康的理论模型，是一种"精神安乎形"的心身和谐的健康状态。病人的正气是治病必求的本，是他实现抗病愈病的根本原因。如果在疾病的诊断中，没有找出病人正气及其具体特点，即使找到了"邪"，采取了直接针对邪气的对抗治疗，仍然将是"粗工凶凶，以为可攻，故病未已，新病复起"的结果。可见，中医是一门以"正气"为本的健康医学。

虽然对人自身抗病防病能力的认识并非中医学的专利，在西医中也有类似的概念，如人体的免疫系统等，然而两者却存在着根本性的不同。中医正气的概念不仅是人体主动的抗病防病能力，还是人体生命活动与机能的总称，是人类生命健康的基础；而西医的免疫系统表现为一种被动的抗病反应。这两者的差异很明显地体现出中西医学文化特性的不同，中医是以人自身的健康状况为标准来界定疾病与证候的健康医学，西医则是从疾病出发压制疾病或对抗病因、病理、病位的疾病医学。这正是中西医学之间人类健康医学模式与生物疾病医学模式的分野所在。

（四）中医追求"阴阳自和"内稳态

提起"阴阳"二字，我们自然会想到《素问·生气通天论》中说的"自古通天者，生之本，本于阴阳"，"阴平阳秘，精神乃治，阴阳离决，精气乃绝"及《素问·阴阳应象大论》中所言"阴阳者，天地之道也，万物之纲纪，变化之父母，生杀之本始，神明之府也。治病必求于本"。这些经典论述，充分体现了阴阳的重要性。然而何为"阴阳自和"呢？宋代杨万里说："天地之道，本乎阴阳，夫阴阳之道安在哉？在乎生物而已，天非和不立，物非和不生。"可见阴阳之道首先是"和"，因为世界本身就是生生不息的大化流行，只有阴阳和合，才能生育万物。其次，"和"本身又包含着阴阳，因而阴阳之"和"是自发性的。"阴阳自和"是世界和生命的活力根源，正如张景岳所说："天以阴阳而化生万物，人以阴阳而荣养一身。阴阳之道，顺之则生，逆之则死。故知道者，必法则于天地，和调于术数也。"中医学强调在养生、保健和治病过程中实现人体内外环境的一种和谐与平衡，即"守中"和追求"阴阳自和"的健康状态。可见，"阴阳自和"是中医养生和治病的"本"，是人的"生生之源"。

中医就是用中庸之道调理人健康的医学。中庸就是不偏不倚，就是把人调节到阴阳自和的平衡健康的状态。病，起于失衡；病，好于平衡。保持人体整体的阴阳平衡，人就不会生病，恢复人的整体阴阳平衡，病就可以被逐渐治愈。人只要时刻保持着机体内部及内外环境的相对平衡与协调，机体就能够达到"阴平阳秘，精神乃治"的健康状态，否则就会出现"阴阳离决，精气乃绝"的疾病状态甚至死亡。"阴阳自和"的健康状态类似于现代科学所说的"内稳态"。"内稳态"是指人体在生理上保持平衡状态的倾向，如人体的体温、血压、血液的酸碱度、血糖浓度等均为"内稳态"所调控，如果我们的身体达到这种稳态，那就是健康的状态。因此，调整人体以达到"阴阳自和""以平为期"的平衡与和谐状态，已成为中医学的根本治疗总则。从中医追求阴阳自和的内稳态中，我们可以很自然地品味到中医是一门以人为本的健康医学。

# 二、疾病与西医

## （一）西医以病为中心的诊疗模式

西医是如何逐渐发展为疾病医学的呢？古希腊的希波克拉底学派就已抛弃了神学的解释，而力求从自然界和人体内寻求疾病出现的原因。14世纪的文艺复兴时期，人们开始把对疾病的理解置于人体的病理基础之上。而19世纪以来的基础医学研究则致力于寻找疾病的原因和相应有效的疗法，探究有关疾病发生和药物作用的机理。近代西医学的发展历史表明，它是着意于研究疾病及对病因的认识来决定防治行为的。从莫干尼的器官病理学，经魏尔啸的细胞病理学，到今天的分子病理学，从巴斯德和科赫等建立病原微生物学，到艾立希的特异性定位的对抗疗法，西医学是以疾病为研究对象，发展着一种以病因、病理、病位为疾病分类学的诊疗思想体系。它已成为一门研究疾病及以其病因、病理、病位来决定其防治行为和效果评价的医学，更是一门"努力找病"并"消灭疾病"的疾病医学。

与中医的辨证论治比较，西医讲究"辨病论治"，是以病因、病理、病位为理论框架的疾病分类学知识体系，努力寻找能与"病"对抗的手术或药物方法，从而实现其征服疾病和消灭疾病的医学目的。如西医诊断疾病时，总是在寻找病因，并选用一些药物（如抗菌、抗病毒、抗肿瘤药物等）努力地消除病因。其次是寻找病理，发现了病理就纠正病理，如血糖高就降血糖，血脂高就降血脂等。再就是寻找病位，找到病位就手术性切除病位或采用药物（如受体阻滞剂或通道抑制剂等）使之到达病位去直接性地对抗或补充。现代西医主要强调的是治疗用仪器化验检查出来的病，而西医治病的基本思路则是以局部病变为中心，着重针对局部病理去治疗。西医重在治病而非治"病的人"，对人的正气特别是人的主观感受的关心远远不够。治疗措施的选择，如做不做手术，用不用化疗，采用什么样的药物，都是以"病"的需要为依据。对治疗效果的评判，也是以病理病灶的消失作为主要标志，而把病人的整体身心状态放在了次要位置。可见，以疾病为研究对象的消极疾病观和"除恶务尽"的对抗疗法构成了现代西医学"识病求本"的认识要求和"辨病论治"的实践特征。这样，西医学的进步标志就表现为：能早期发现疾病和确认疾病，以及特异性对抗疗法的观控技术的进步。而这种向微观层次的深入程度及相应技术，就是所谓的医药高科技。疾病医学模式也因此成为一种文化上的至上命令，在20世纪里获得了教条般的地位。

（二）疾病医学带来的危机

我们承认，西医的这种疾病医学模式，以其分析的优势、丰富的诊疗手段、不断提高的医疗技术，创造了一个个的医学奇迹，为人类健康做出了不可磨灭的贡献。然而，我们也应清楚地认识到，西医这种以战胜疾病为目的的医学已经带来了严重的医学危机，甚至带来了空前的世界医疗难题。如用消除病因的治疗手段，会很快出现耐药或多元抗药，加速了病原的变异和药物淘汰的速度，制造新的病原并加大了药物研制的难度和费用。如过去用青霉素，一天5万到10万单位，现在却要800万到1000万单位。用纠正病理的对抗治疗手段，则出现了受体超敏现象和对药物依赖性的增加，慢性病变的复发率增高。如降血压、降血糖的药物必须经常吃，一旦停药，血压和血糖会立即升高。用消除病灶的长驱直入疗法，加剧了体内化学污染，使抗原负荷过重，导致了免疫应答错误，从而使自身免疫疾病和免疫缺陷病发病增加。如西医一直通过大量输液把药物输送到靶器官、靶细胞，以达到清除病灶的目的。然而长期输液已使人体产生了严重的副反应，如毛细血管末端的栓塞及体内化学物质的污染，进而引发白细胞减少和男性精子数的下降。据统计，20

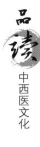

世纪的百年间，人类的外周白细胞数和男性的精子数已减少了 1/3 到 1/2。

西医的疾病医学模式宣传着对疾病的过度恐惧，推动对疾病诊疗手段和药物的过度依赖，由此带来了过度诊疗的问题，引发了医疗费用不断上涨的"看病贵"难题及医疗服务严重分配不均的"看病难"问题。这些都使全社会对医学、医院、医生的信任度空前下降，反映了医学自身的内在危机，同时也引发了世界性的医疗危机。当代医疗危机主要表现为：医疗费用高昂，高技术滥用与浪费，卫生资源分配不均，医疗服务商业化的倾向，医务人员职业道德不高，误诊率居高不下，医疗事故频发，医源和药源性疾病增多，忽视预防保健和基层卫生服务，对病人冷漠，医患关系物化等。医学危机的核心是，医学的现状已满足不了人们对健康的要求，这引起了我们对当今医学模式、医学目的及医学本质功能的深度反思。

## 三、从疾病医学模式向健康医学模式的转变

"医学的目的"国际研究计划（1993 年）提出："当代的世界性医疗危机，根本上是由于主要针对疾病的技术统治医学的长期结果。"因此世界卫生组织在《迎接 21 世纪的挑战》报告（1996 年）中明确指出："21世纪的医学不应该继续以疾病为主要研究领域，应该以人类和人群的健康为主要研究方向。"我国著名学者陆广莘教授也在一直呼吁"实现由疾病医学模式向健康医学模式的转变"。这昭示着 21 世纪的医学将不再继续以疾病为主要研究对象，而是以人类健康为研究对象和实践目标，这将成为未来医学发展的方向。因此，医学的本质也要从专志于发现和确诊疾病及征服和消灭疾病的疾病医学，上升到以发现和发展人的自我健康能力和自我痊愈能力为主旨的，为人的生命健康保驾护航的健康医学。中医学在本质上即是以健康状态及其维护为目标的医学，其养生、保健

与疾病治疗的过程实际上就是发现、依靠并增进人体自我抗病、愈病能力的过程。与西方医学以疾病为中心相比，中医以健康为目的的追求正契合了世界卫生组织所倡导的健康医学模式。因此，在大力发展健康医学的现在及未来，中医学必将大有作为。中医学有别于西医学的独特的健康医学本质，决定了发展中医药已成为我国应对世界性医疗危机、迎接 21 世纪科技挑战的重要手段。在未来的日子里，中医学必将迎来自身发展的又一个春天。

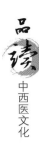
# 宏观与微观

中西医是两个不同理论体系的学科，从对疾病观察研究的差异，到解决问题思路上的区别，再到产生与发展的文化背景（尤其是哲学文化）的不同，二者均表现出显著的特异性，但是中医在研究疾病对象时所思考的并不只是从人的角度，还联系到整个宇宙，关注的是人与整个宇宙之间的动态平衡关系，我们从这样的"天人合一""天人互感"的思想中可以看到明显的宏观性特征，进而从人与自然保持和谐的角度来看又具有生态性特征。相对于中医，西医则更倾向于将人体从自然中抽离出来再进行分析研究，甚至将器官组织层层抽离、细化到微观的细胞、分子层面上，这和中医的"整体观"有着本质的区别。再看西医的理论基础，主要是由解剖学、生理学、病理学、细菌学等构建起来，并且这些学科都是从更小更细微的角度来对人体和疾病进行精准的描述和研究，对比中医的"宏观性"的特点西医则更倾向于"微观性"，并且从基础学科的研究角度来看也更偏向于"生物性"。

不论宏观还是微观，都是要我们从不同角度去"观"，《周易》曰："仰则观象于天，俯则观法于地。"但是相比这一"仰"一"俯"，在这里我们需要从更立体更全面的角度来"观"，依据中西医对人体和宇宙的物质性、对不同状态下的能量表现特点及对时间空间定义的不同描述，下面我们将从物质维、能量维和时空维来"观"中西医。

# 一、物质维

首先从"物质维"的角度来思考。中医无论是辨证论治，还是组方遣药，都是从宏观上来把握，其研究对象是人，认为人的生命活动是动态变化的，就如《周易》的"易"的含义一样。中医中很多哲学理念就源自于《周易》，所以和《周易》一样，是在宏观上把人设定在宇宙（自然）这个条件下去观察思考的，人是和宇宙融为一体的，形成一个"生态圈"，并且人也遵循着宇宙的规律，自身也可以形成一种"生态圈"，有循环节律和自我调节的功能，所以中医用药于人体是"调节"阴阳，纠正偏盛偏衰，其主要目的在于"调节"。而西医的本质就在于"对抗"疾病，研究对象是疾病（病源），把人当作疾病的载体，不论是模型还是实验，都是将人体看作可拆分的机器去观察思考的，其主要目的在于"对抗"。这种"对抗"的思维模式就是比较微观的模式，在西医的分析还原思维驱使下，看到的人就是一个"生物体"，一个个组织器官或者细胞，治疗就是找到病源病因，然后像对待敌人一样将之消灭殆尽，而这样往往也会损伤到人体的正常细胞、组织和器官，就像现代的抗癌治疗一样。

再比如对比一下曼陀罗花在中西方的应用发展就能发现，中西医在对物质的认识和特性把握上的区别。大家可能都知道华佗的麻沸散，在此方中，就有关于曼陀罗的记载。中医理论对曼陀罗这个物质的分析是味苦性温，可平喘祛风止咳，其毒性大，是毒是药，就看剂量的把握了，一般很少单用，所以中医在使用曼陀罗的时候多和其他药一起组合成方，一来可以减少毒性的成分，二来可以突出所需要的药效。而在西方，最令人难忘的是它在莎士比亚的剧作《罗密欧与朱丽叶》中的记载，即朱丽叶用来"假死"的催眠剂。在最初，中西方的文化中对曼陀罗的认识

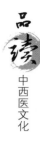

是一样的，多被用来缓解疼痛、使人精神错乱等。但是随着时代发展，根据不同需求，曼陀罗在东方常被用于制成蒙汗药等，而在美洲土著、印度和锡兰的医生那里，曼陀罗的提取物则被用来治疗哮喘，以对抗支气管痉挛等疾病。不过当西方医生发现曼陀罗类药物在使用过程中有不可控制的一面后，开始谨慎小心地使用，并对其进行微观的研究，进而发现了其中分离提取出来的生物碱，又名颠茄碱、天仙子碱或东莨菪碱，其化学成分也就是现代医学中常用的阿托品，被用于急救，是挽救生命的良药。

另外，在东西方传统文化中，对很多药物的使用并不是单纯地只重视药性，而更多地会去结合这个药背后的所承载的文化，会将药用价值和社会价值有机结合到一起，因为这种文化、这种社会价值更能深入人心，更能从精神上去引导。比如中药中的艾草，在传统文化中，在端午节前后，家家户户悬挂艾草，意在辟邪，祛除毒气，诗经《王风·采葛》中有云："彼采艾兮，一日不见，如三岁兮。"在中医里，我们对艾草最主要的应用是"艾灸"，这个"艾"讲究"三年艾"，长得越久越好，如《孟子·离娄上》："今之欲王者，犹七年之病，求三年之艾也。"这个"三年"之说，一方面可能就是来自诗经里的"如三岁兮"，一方面也和"三年艾"确实药效更强有关，所以至今还流传着"家有三年艾，郎中不用来"的谚语。又例如在西方，因为曼陀罗的使用多使人丧失理智或死亡，于是它多被视为是和魔鬼联系在一起的植物，是危险的象征。所以，当从宏观上看到这个药的优势时，中医是好的坏的放到一起用，并在使用时会重视其整体的价值；而西医则选择安全性高和使用价值高的方面，偏向对有利成分的使用，这就是宏观医学与微观医学在辩证认识物质的价值与使用价值时明显的不同。

# 二、能量维

我们也可以从"能量维"的角度来分析中西医宏观与微观特性上的不同。提到"能量"的概念，在中医理论里我们可以用"气"来描述。而提到"气"，在中医理论中最典型的就是经络和气功。研究表明，现代高能的红外热像仪可测见气功功能态（有别于觉醒、睡眠、催眠等的人体意识状态），在此功能态下，人体运气所到经络的部位的温度就会明显高于其他部位；另外通过脑电波的测试，发现在气功功能态下，生物电电波幅会增高并更趋于同步，使得大脑对信息的感知更加灵敏。大多数时候，能量的转变和信息的传递是相伴的，这类似于西医的中枢神经系统里面对神经递质的描述，可以理解为人体通过意识，引导"内气运行"，像是一种自我的"内视"和"联系"，它发生于脏腑之间、经络之间及脏腑与经络之间，也就是一种信息和能量的传递和接收。但是中医的"气"的理论是要糅合古代哲学思想来理解的。从物质上来说，"气"是万物本原，但同时"气"是无形的，弥散的，运动的，所以中医里"气"的概念是很宏观的，不仅类似于西医分子生物学中的量子场和 ATP 生物能，还可以把"气"这个概念理解成气场间的相互感应、人和宇宙的感应。就是在这种类似于气场之间的相互感应中，人和宇宙之间进行着信息的传递和接受。还有人与人之间也是有气场感应的，如"物以类聚，人以群分"这句话，好像是有相同"气场"的人更容易聚在一起。也就是说，不管人也好，物也好，当气场相互交感，协调后会使相互关系达到一种和谐统一，就和老子说的"万物负阴而抱阳，冲气以为和"是一个道理。而"人以群分"就是这个"和"的结果。另外，中医里的"气"不是孤立存在的，还需要"精"来养，"神"来调控，所以我们每个人形成的气场，除了有人体之精气，还有就是和"神"有关的德性之

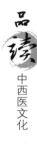
气，由什么样的"神"来调控精气就取决于我们如何修炼我们的德性之气。这一层含义正是要求内外兼修的中医哲学理论所特有的。德性之气投之于天地就可以生万物，投之于人，就是恬恢虚无、精神内守，如初生婴儿般，不争求和。中医是深受中国传统文化影响的，比如古人认为，人必须"与天地合其德"才能保存人体正气以御邪，正如《周易》所云："天行健，君子以自强不息；地势坤，君子以厚德载物。"这种顶天立地的"浩然之气"所形成的气场在古人看来，是邪气所无法侵入的。

中医在能量方面的理解，除了气的概念，还有就是阴阳五行。其实中医用阴阳的对立制约来描述能量的转化，就是从宏观的角度来描述人体能量的动态变化，而五行理论的提出其实是从不同的角度来探讨人体能量的性质的，当然，追根究底还是在说"气化"，即"气"的功能性概念。如《素问·阴阳应象大论》中描述的："故清阳为天，浊阴为地。地气上为云，天气下为雨；雨出地气，云出天气。故清阳出上窍，浊阴出下窍；清阳发腠理，浊阴走五脏；清阳实四肢，浊阴归六腑。"意思是不论是地气、天气，还是清阳、浊阴，都可分为阴阳之气，且不论是天气变化，还是脏腑的生理病理，都可以归结为气化的结果和能量的转变，像"寒极生热，热极生寒"就是典型的对能量转化的描述。

而在西医理论中，提到能量首先就要提到 ATP（三磷酸腺苷，结构简式：A—P ～ P ～ P）和线粒体（细胞动力工厂）。虽然说糖、脂肪、蛋白质才是供能物质，但是在细胞内发生氧化磷酸化时，这些功能物质都会被转化成二氧化碳、水和 ATP。当 ATP 在水解酶的作用下发生水解，然后离腺苷（A）最远端的高能磷酸键（～ P）发生断裂形成 ADP 时，就会释放出能量。虽然 ATP 是生物化学里的概念，但是西医认为人体具有生物性的特性，于是从微观的角度发现，人体细胞中，线粒体就是一个能量供给体，而这个供给体又是合成 ATP 的主要场所，所以结合 ATP 的能量产生机制，就能解释人体甚至各种生命活动的能量来源了。线粒体除了为细胞提供能量，还参与细胞的分化、细胞的信息传递，自身还携带着遗传物质——DNA 链，所以线粒体在提供能量的同时，还控制着细胞的分化和凋亡周期。于是现代西医利用对线粒体的了解，也发现了当人体发生病变时，线粒体也会发生改变，包括大小、结构、数量等，而这些改变，以目前的医学发展水平已经可以通过高科技的仪器来检测。此外，也发现线粒体和人体的衰老有关。这些认识和结论可以说是基于西医的微观生物性特征才得出的。

不过，相比于中医，西医在能量的认识和运用上更加多面和灵活。如超声刀，利用超声波的穿透能力，去切割人体内部组织，同时高能超声波还能转化成热能，现在多应用于肿瘤细胞的切割，并通过计算机来定位肿瘤细胞，使肿瘤组织凝固性坏死，这种热能疗法创伤小，可监测，副作用小。这种治疗在现阶段医学技术水平下，相对于化疗、放疗来说，是不错的选择。但是肿瘤细胞和健康细胞之间的判定，现阶段技术还不成熟，而且人体本身自带癌症基因，就算无创切除肿瘤细胞，只要致癌因素还存在就还会再长出新的肿瘤细胞。这样看来，超声刀也并不是长久之计，还有待更新的技术和理论来解决肿瘤的问题。

## 三、时空维

从时空这个维度来审视中西医宏观和微观的差别就有点类似于我们之前说的《周易》的"俯仰观"。中医的哲学思想中，较为独特的一点就是象数思维，是一种医和易的融合，是通过图像、符号或数字按一定的理论推演来揭示事物间的规律，并做出预测。其选取的对象多数是直观的，可以感知的，运用的其实是取象比类的思维模式，如《内经》中五运六气的理论思想就是古代哲学家对宇宙和人体生命运动变化规律的阐释。所谓"五运"即"木、火、土、金、水"五行五方之气的运动，"六气"即"风、寒、暑、湿、燥、火"六种气候变化。然后五运以纪年的

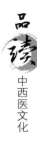
十天干，六气以纪年的十二地支来推演。在《素问·六节藏象论》中说道："天以六六为节，地以九九制会。天有十日，日六竟而周甲，甲六复而终岁，三百六十日法也。……五日谓之候，三候谓之气，六气谓之时，四时谓之岁，而各从其主治焉。五运相袭，而皆治之，终期之日，周而复始，时立气布，如环无端，候亦同法……草生五色，五色之变，不可胜视。天食人以五气，地食人以五味。五气入鼻，藏于心肺，上使五色修明，音声能彰；五味入口，藏于肠胃，味有所藏，以养五气，气和而生，津液相成，神乃自生。"这就是将节气和五运六气联系到了一起，同时也说明了人和天地（宇宙）之间的宏观上的联系。另外，在《素问·天元纪大论》中还探讨了关于六气和三阴三阳对应的内容，首先由鬼臾区提出"阴阳之气，各有多少，故曰三阴三阳也"，然后鬼臾区又解答了黄帝的"其余三阴三阳，合之奈何"的疑问，即风对应厥阴、火对应少阴、暑对应少阳、湿对应太阴、燥对应阳明、寒对应太阳，创立了"岁运同""天符""岁直"合成了"三合"的运气学说，而这种"运"与"气"的迎接和随承是"动而不息"，周而复始的。这种从天干地支角度来观察和解释人和宇宙的关系，就是一种时空上的视角。

西医也是具有时空性的。就空间性而言，西医的还原思想对人体的认识，是从器官学、组织学进入到细胞学，再到 RNA 和 DNA 的基因学，就是依据"原子论"的可再分的微观思想，这明显区别于中医的"元气论"。就像对于某一疾病的定义和描述，总是要确定为某一部位，比如胃炎和心肌炎，都是炎症，但是名称上就能确定是不同器官出现病变；再如肺结核的影像特点是易在上叶的尖后段和下叶的背段形成空洞或播散病灶；还有外科手术，现在可以应用高科技的高清仪器进行手术部位的定位，确保手术的准确度，如诊断为胆结石的病人，现在可以选择微创的腹腔镜胆囊切除术，不仅取石还保留胆囊，再进行后期恢复治疗，饮食调整，让胆囊继续发挥它在人体中的功用。就时间性而言，西医还是停留在对疾病特征、药动力学的描述等，比如病历书写中的主诉，就要求记录下病人最主要、最明显的症状及持续时间；十二指肠溃疡易出现午夜痛；心绞痛发作疼痛时间一般在 5 ~ 10 分钟，而急性心肌梗死持续时间多超过半个小时，当然还需要心电图和心肌酶的检测结果来确诊。

然而，将西医的时空性和中医的时空性相比较就能发现，西医还是偏向治疗器质性病变，就是组织结构上发生病理变化的疾病，且这种病变是可以进行病理解剖描述的，如坏死、溃疡、炎症等；但是由宏观整体思想指导的中医则更擅长功能性的疾病，通常会将病因病机描述为气机失常、阴阳失调等，再比如藏象学说，就要求理解五脏对应的功能，而对五脏形态位置的认识并没有严格的要求。所以中医的时空性其实是"无"，而西医的时空性却是"有"。而"无"在哲学上通常被看作是一种宏观的思想，比如老子的《道德经》中对"无"和"有"的辩证："无名天地之始，有名万物之母。故常无，欲以观其妙；常有，欲以观其徼。""故有之以为利，无之以为用。"

当然，我们不只可以从物质、能量、时空三个维度，还可以从其他角度来分析。比如诊断学中，中医的"望、闻、问、切"相比于西医的"视、触、叩、听"，中医是通过四诊合参来辨人体阴阳的变化趋向，依据"有诸内必形诸外"，即内外为一整体的司外揣内的宏观思想；而西医则是通过仪器分析出独立精确的数据指标，来判断人体机能是否异常，它必须看到明确的病理表现，比如病理切片上的组织病变、镜检中发现的病灶、生化检查中各种细胞数量大小形态的异常及某些酶和蛋白质的改变，这些都是从微观的生物学角度来识别疾病。

综上所述，由于中西医受不同文化背景的影响而发展，形成特性上的明显差异，像中医就表现出了宏观的生态医学特征，而西医则表现出微观的生物医学特征。但应该看到的是，中西医的这种特征区别在实践中所存在的优劣，中医的宏观医学特征虽然符合现代生态学的要求，强调人应与社会自然统一平衡，以及实现自身的身心平衡，但对于微观世界的认知还需强化；而西医从生物学角度对人类的认识和研究揭开了人

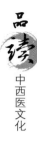

体精妙结构的神秘外纱，解决了很多医学难题，但是这种将人看作生物体的思维模式却导致人的肉体和精神的分离。现代医学界提出的"生物 - 心理 - 社会"实践模式，可以看作是把中医和西医很好地融合在一起的模型，它提醒我们，在治疗疾病时，既要深入认识到人体的本质和属性，又要兼顾该个体对其生存环境的身心适应能力。就现代人类医学发展阶段来说，我们的主要任务应由如何"治病"转变为如何"不致病"。这确实需要中医和西医两种模式的医学共同努力去完成。所以我们分析两者的宏观性、微观性区别，目的在于更全面地把握二者的特性，这样才更有利于人类医学的应用。

# 内求与外求

中西医治疗主导思想不同，中医内求，西医外求。例如肿瘤病人的治疗，中医和西医的方式是不同的。中医主张提高正气，稳定调节体内环境来提高抗病能力，并不要求彻底消灭肿瘤细胞，肿瘤细胞和正常细胞可以和平共处。而西医强调的是杀死癌细胞，彻底治好疾病，手术、放疗、化疗接踵而上，最后肿瘤细胞还没有完全被消灭，病人已经元气大伤。不同的治疗方式与其主导思想有关，中医重视整体，注重通过调整机体内部的功能，使内外关系重新取得和谐与平衡，倾向于运用自然、无害、心理等疗法。对之相对，西医倾向于机体的外部致病因素，通过对抗疗法杀死病菌、切除病灶，达到治病目的。人们对这两种医学思想褒贬不一，也认为各有优劣，总体而言，西医的治疗方法较中医积极主动。两种医学的主导思想不同，与两种文化也有着紧密的联系。

## 一、文化的因素

强调天人合一、顺应自然的思想在中国传统文化的各个方面都有所体现，医学当外不例外，作为医学经典的《内经》把这种思想作为治疗的主导思想，影响深远。《素问·四气调神大论》说："阴阳四时者，万物之始终也，死生之本也。逆之则灾害生，从之则苛疾不起，是为得道。"

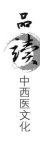

《灵枢·师传》说："夫惟顺而已矣。"《素问·阴阳应象大论》谓："故治不法天之纪，不用地之理，则灾害至矣！"中医学认为，人体由脏腑和组织器官构成，以五脏为中心，通过经络的联系，把全身组织器官联系起来，并通过精、气、血、津液等的作用，构成统一整体。人体的健康与疾病均有其内在的规律，人们只能顺应它，才能治理它。如果不遵循天地之道，必然会招致灾难发生。医生治病，不是直接针对致病因素，而是强调恢复人体自我调控机制，首先是要扶助正气，"虚则补之，实则泻之"，人体正气不足时，补充气血，调养生息，以增强体质，提高机体的抗病能力和自我修复能力，以达到扶正祛邪，强身治病的目的。

在中医学理论体系中，"阴阳五行"被用来阐释人体的组织结构、生理病理的变化，并用于指导疾病的诊断和治疗。"阴阳"是《周易》最基本的范畴和理论精髓，是中国古代一种朴素的辩证法，是人们认识客观世界的一种方法，人们把复杂事物概括地分为互相对立又互相统一的两个方面。西周末年，"阴阳"已被上升为解释事物运动变化的哲学范畴，"阴阳"成为解释一切现象，描述一切差异的普遍概念，如天地、男女、上下、内外、动静、轻重、大小等，都可以按照阴阳理论分类。中医认为，凡是对人体有推动、积极、兴奋等作用的物质和功能属于阳；反之，凡对人体具有滋润、抑制、凝聚等作用的则属阴。"五行"是木、火、土、金、水，这五种最基本的物质构成世界，这五种物质相互依存、相互制约，处于不断的运动变化之中。古代医家们将复杂的人体结构与自然界的千变万化分别归属于五行系统内，不仅表明人体脏腑不仅与外界环境有相应关系，而且各部分脏器也是相互关联的。中医用五行的相生、相克等说明五脏的生理、病理特点，以及相互协调、互相影响的规律。

阴阳可以互相转化，而治病的目的是纠正病理因素所造成的不平衡，防止某一脏腑功能太过，使之重新恢复平衡状态。《素问·至真要大论》提出诊疗的原则："谨察阴阳所在而调之，以平为期。"在疾病的治疗方法上，根据五行之间的生、克、乘、侮等关系，调节理顺脏腑之间的关系，恢复阴阳平衡，促使受损脏腑、肢体重新恢复功能。《内经》强调阴阳五行平衡，《素问·生气通天论》提出中医平衡论的基本观点："阴平阳秘，精神乃治，阴阳离决，精气乃绝。"阴阳平衡总共有三种：一种是人的机体与自然界要保持相对平衡，自然界气候的异常变化，如风寒暑湿燥火六气太过变为六淫、疫疠之气等都能破坏人体与自然界的平衡，导致疾病的发生。因此人要顺从自然界而不能违背，否则会使阴阳失去平衡，引起人体的病理变化。因此春养生气，夏养长气，秋养收气，冬养藏气，机体内外保持着动态平衡，才能维持人体的正常生命活动。一种是人的机体内部组织器官之间需要处于和谐平衡。人是由各个系统，各个器官组成的生命体，以五脏为中心的五大系统之间要处于相互和谐平衡，任何一个组织器官太弱或太强，都会有损健康。《内经》特别强调精神因素和社会因素对人体的影响，故第三种则是个体的心理状况需要和谐统一。《内经》认为五脏是产生情志活动的物质基础，若五脏发生病变，就会引起不正常的情志反应，个体的各种心理情绪只有保持在相对稳定的和谐状态才会有益于健康，否则会有损健康。宋代名医陈无择将五志学说发展为喜、怒、忧、思、悲、恐、惊七情病因学说，把心理病因列为发病的三大原因之一。《素问·阴阳应象大论》说："喜伤心"，"怒伤肝"，"思伤脾"，"忧伤肺"，"恐伤肾"，说明心理活动与五脏的生理活动相适应。情志活动过度就会影响气血运行，使人体机能活动失调，因而产生疾病。故中医治疗除采用药物、针灸疗法外，也特别强调心理疗法。

　　《内经》治病的基本原则是调整体内阴阳平衡，恢复机体功能正常，这种原则本质上侧重从内因方面解决问题。当然《内经》并不否认外因的作用，不否认用药物等手段直接祛邪的必要，但其治疗方法的着眼点在于提高和调动机体本身的抗病能力。中医通过中草药、针灸、推拿、按摩、食疗、心理等自然疗法，可以使人体内部病理状态得到纠正，增强正气，使失去平衡态的机体重新恢复到正常功能状态。针灸、推拿、按摩、心理等都属于非药物疗法。针灸是中国的一项重大发明，《灵枢》

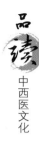

和《素问》在汇总前人文献的基础上，做了总结，奠定了针灸学的基础。小小的银针或者艾条等作用于体表某些部位，可以达到治疗疾病的目的。推拿疗法是以手等作用于患者某些部位，可起到治疗或保健的功效。心理疗法也称情志治疗法，就是说一种情志强烈时可以抑制其所胜的情志，使其所胜的情志缓解或消除。《内经》162篇中，从篇名到主要内容，讨论"心理学"有关问题的达32篇，约占20%，涉及此内容的篇幅则高达90%以上。我们来看看中医心理治疗的几个案例。

《吕氏春秋·至忠》中文挚采用"怒胜思"治愈齐王的病例是中国古代情志相胜疗法的最早记录。齐王身上长了恶疮，于是派人到宋国去把名医文挚请来治疗，文挚查看以后私下里对太子说："大王的病一定可以治好，但治好以后，大王一定会杀了我。"太子很奇怪，就问道："为什么啊？""大王的病一定要采用激怒的办法才可以治好，但是我一旦激怒了大王，我必死无疑。"太子听说后，立即下跪叩头，极力请求说："请先生尽力治好父王的病，如果父王要杀先生的话，我和母后一定以死向大王申辩，先生你不用担心。"文挚听说这些话后，就答应了。他与太子约了三次看病的日期，可是三次都没有来。对于文挚的失信，齐王非常生气。在太子再三邀请之下，文挚终于来了。可是他对齐王说话时不恭敬，不脱鞋就上了齐王的床，还踩着齐王的衣服。齐王被激怒了，大声地对他呵斥，站了起来，病好了。齐王盛怒难消，要把文挚投入大锅里活活煮死。太子和王后极力为文挚争辩，可齐王什么也听不进去，还是用大鼎把文挚煮了，整整煮了三天。

喜可以胜悲，悲也可以胜喜。《续名医类案》记载：明朝时期，有一个名叫李大谏的士子考中举人，第二年又高中进士。他家世代为农，现在突然出头投地，他的父亲异常兴奋，狂笑不已，竟成狂笑病，治了十年都没有治好。李大谏非常犯愁，于是求治于赵太医。赵太医思索了一下，征得李大谏的同意，开出处方。赵太医派人到李大谏的家乡告诉他的父亲说："你儿子不久以前患病去世了。"其父听到这个消息后，狂笑病立刻停止了，失声大哭。随后，赵太医又派人到李家说："经过赵太医的精心治疗，李大谏又被救活了。"李父不再悲伤，狂笑病也从此治愈了。

西方的哲学思想是"天人对立"观，主张为了人的利益，征服和改造自然，这种对抗性的思想深深地影响到西方医学的治疗观。西方医学以对抗性为原则，注重对局部病灶的切除和病菌的灭杀。与中医以提高正气、增强体质、提高抗病能力的思想不同，西医外求医学特性明显。西方医学通过相关仪器测定内脏器官的病灶位置，采用外科手术切除病灶，或者用特定的抗生素等消灭致病菌。内科疗法中，如果是细菌致病，就用抗生素杀菌；如果免疫能力不足，就给予强化；如果体内缺乏某种物质，就给予补充，多余则排出。外科疗法中，如果是阑尾炎、胃溃疡不愈等就切除；如果动脉硬化者，就进行搭桥手术。各种治疗方法都体现出对抗性。这种对抗性的治疗思想，简单明了，疗效快，效果显著，在众多的疾病领域内立下了汗马功劳，大部分细菌性的疾病得到了有效控制。比如说黑死病，又叫鼠疫，爆发于14世纪中叶的一场瘟疫几乎席卷了整个西欧，亲身经历了黑死病的《十日谈》的作者薄伽丘在书中对当时的悲惨景象进行了毛骨悚然的描述，病人突然跌倒在大街上死去，或者冷冷清清地在自己的家中咽气，直到尸体发出了腐烂的臭味，邻居们才知道隔壁发生了什么事情。每天都有很多葬礼，可送葬的人却寥寥无几。人们四散逃命，农民不再种地，店主不再营业，牧师不再主持圣礼。据估计，在欧洲，黑死病猖獗了3个世纪，夺去了2500万余人的生命，欧洲的人均寿命也从30岁缩短到20岁。为了逃避死亡，人们祈求上帝，吃精细的肉食，烧灼淋巴肿块或者把干蛤蟆放在上面，甚至用尿洗澡。一些人以为这是神明的惩罚，他们穿过欧洲的大小城镇游行，用鞭子相互鞭打，口里哼唱着"我有罪"，但是这不能使人们摆脱死亡，无论富人还是穷人，神职人员也不例外。战争史上也曾利用过瘟疫，蒙古大军西征时，蒙古铁骑骁勇善战、所向披靡，但是进攻加法的城邦时遇到了困难。加法向东罗马帝国称臣，面对蒙古大军，他们采取了坚壁清

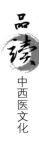
野，闭城不战的对策。蒙古军队围困了一年，没有进展。这时，瘟疫在军队蔓延，蒙古军队知道这种瘟疫会传染，于是就利用抛石机将尸体抛入城中，加法人对抛进来的尸体感到莫明其妙，置之不理。不久瘟疫爆发，加法人大批死亡，恐怖蔓延全城，人们打开城门，四处逃窜。城外的蒙古军队不战而退，同样也是因为瘟疫流行，这是世界上最早的细菌战。抗菌素的发明使鼠疫得到了控制，成为容易治愈的疾病。

对抗思想的缺陷也较明显，人们把注意力放到外界的致病原因上，忽视了人体本身的自我调节能力。在肿瘤治疗中，人们强调手术根治，这对早期的癌症治疗非常有效。但是如果是中晚期的话，大面积手术切除对机体是一种严重创伤。同样，在应用化疗时，人体正常的细胞遭到杀伤，免疫能力被破坏，许多病人不是死于肿瘤而是死于机体整体功能衰竭。人们在临床中发现，有些病人可以长期带癌生存，有的甚至出现肿瘤部分或全部消退的情况，可见提高机体的免疫力是何等重要。

## 二、中西医药物比较

中药与西药也体现出内求和外求的不同。在漫长的岁月里，我们的祖先在采集、品尝各种药物时，以生命为代价积累了对动植物性能的认识，这就形成了药物的起源。《淮南子·修务训》记述"神农……尝百草之滋味，水泉之甘苦，令民知所避就，当此之时，一日而遇七十毒。"《三皇本纪》指出："神农氏以赭鞭鞭草木，始尝百草，始有医药。"汉代帛书《五十二病方》是我国已发现的最古老且首尾完整的医方专书，全书分52题，每题都是治疗一类疾病的方法，共收载药物247种。现存最早的本草专著《神农本草经》约于东汉初年成书。该书集东汉以前本草学之大成，全面、系统、可靠地记载了数百年的临床用药经验，共收载药物365种，对我国药学的发展起到了承前启后、继往开来的作用。《本草纲目》全书共载药 1800 余种，附方 11000 余个，分列于有关药材之后，说明该药在临床上的实际应用。《本草纲目》一书集本草之大成，对 16 世纪以前我国药物学进行了相当全面的总结，为后世本草学的研究与应用，提供了很有益的资料与经验，是我国药学史上的重要里程碑。

中药大部分是草本药物，故中医文献中一般将中药称为"本草"，中药的主体是天然的植物药、动物药和矿物药，其成分大多是有机物的蛋白质、氨基酸、多糖、生物碱等，大多药性平和、不太干扰人体正常的生理活动过程，药效缓慢而持久，毒副作用、不良反应较为轻微，而且自然界中的中药资源很丰富。作为天然产物，中药大多数成分复杂，成分的复杂导致了一味中药常有多种功效。不少补益药在滋补强壮的同时又能抗菌杀毒，一些清热解毒药在抵制病原的同时也能增强体内的抗病能力，不少中药具有"通阳""益气""活血""滋阴""壮阳""通络"等功效。西药则具有很强的针对性和对抗性，某类病服某种药，而且都有严格的剂量限制，超出限量就会损害健康，严重的会危及生命。相比之下，中药的剂量范围宽泛得多，主要依据使用者的经验。西药中只有少部分是天然药物的提纯品，绝大部分是人工合成的，都诞生于实验室中。

西药在保障人类健康方面取得了巨大的成就，特别是抗生素发现以后，人类在征服疾病的道路上大大地前进了一步。除上述我们提到的黑死病以外，还有肺炎、肺结核、脑膜炎、白喉等疾病，那时如果一个人患了肺结核，就意味着这个人不久就要离开人世。在鲁迅的小说《药》中，尽管茶馆主人华老栓夫妇花了重金为患肺结核儿子小栓买人血馒头治病，可是最后小栓还是离开了人世。20 世纪 40 年代以前，人类一直未能掌握一种高效治疗细菌感染而且副作用小的药物，直到青霉素的发现才结束了传染病几乎无法治疗的时代。青霉素是一种高效、低毒、临床应用广泛的重要抗生素。青霉素的研制成功带动了抗生素家族的诞生，开创了用抗生素治疗疾病的新纪元。青霉素的发现、推广是一个有趣的故事。

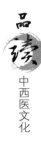

　　1928 年，英国的细菌学家弗莱明发现了青霉素，但是产量极低，无法用于临床，因此被人们所忽略。11 年后，接力棒传到德国化学家钱恩和澳大利亚的费洛里手里。1939 年，他们决定用化学的方法把青霉素提取出来。提取工作非常艰辛，每天要配制几十吨培养液，放到一个个培养瓶中，然后往里面接种青霉菌菌种，等它们繁殖了，再提取。一大罐的培养液只能提取针头一点大的青霉素。经过几个月的努力，终于成功分离出一小匙的棕黄色的粉末，他们发现这种黄色粉状药剂即使稀释 3000 万倍也保持着杀菌的效力。下一步就是应用于临床了，他们选择的是一位患有严重败血症，已经处于休克状态的警官。费洛里取来仅有的半匙青霉素，调成溶液后给病人注射。奇迹出现了，24 小时后，患者病情开始好转，神志开始清醒。两天后，高烧慢慢退去，病情益加好转，病人甚至想吃东西了。正当胜利在望的时候，青霉素用完了，再提取已经来不及了，残余的病菌卷土重来，病人病情剧转，没过几天还是死了。如何大规模地提取青霉素是他们面临的一个问题。最后终于发现，在杂货店腐烂的罗马甜瓜上，青霉素分泌量要比以往任何一种菌种都高出数百倍。青霉素的发明挽救了无数人的生命。

　　西药的对抗性功效显著，许多传染性、流行性疾病相继隐迹，人类的平均寿命得到延长。随着科学技术的发展，一些化学合成药物在体内的代谢过程已经为人们所掌握。如呼吸兴奋剂可拉明进入人体内，很快转变为烟酰胺，兴奋呼吸中枢，使呼吸加快加深，然后被甲基化成 N- 甲基烟酰胺，经尿液排出。然而化学合成药物在发挥作用的同时，其缺陷和毒副作用也愈加明显。如链霉素、庆大霉素等可造成中毒性耳聋，据统计，我国 2000 万耳聋者中近 80% 与使用链霉素有关。抗生素能干扰人体内小环境，影响正常菌株的生存，这些菌株对人的生长、发育和新陈代谢有着重要的作用，人们对此始料未及。当今社会许多学者看到化学合成药物对人体的危害，认为天然药物疗效稳定可靠，副作用小，从而转向应用天然药物。中国在使用自然药物方面经验丰富，已引起世界上许多国家学者的重视。但中药在治疗疾病时，也存在一些问题。如中药煎熬麻烦，药品苦涩，难以下咽，疗效较慢，疗程较长。此外，中药注重机体症状，增强体质，遇到急性病时，单用中药可能缓不救急。

中医重内求，强调从机体内部功能入手，扶正固本祛邪；西医重外求，强调通过对抗性杀死病菌。总体而言，两者各有优劣。就中医来说，如果外邪过分强烈，不足于克服时，就达不到治疗效果。同时中医强调整体，对人体内部缺乏了解，治疗上缺乏针对性，单纯用中草药在疗效性、用量等方面也有一定的局限性。而西医的外求疗法具有积极主动的特点，但过分强调对抗性，忽视人机体本身的免疫功能也是不可取的。人体是复杂的，牵一发而动全身，这就要求我们必须从整体上去把握。

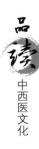

# 德性与理性

　　如果要求用一句话来概括中西医文化特质是什么，相信会有种种不同的表达。形容中医文化时，"医乃仁术"应该是很容易被说出来的，而形容西医文化时，人们也许会想起"西医之父"希波克拉底那句著名的话语"Medicine is an art"（医学是门技艺）。对于这种看似简单的不同表述，如果深究起来可以看到，同是对医学的认知，中西文化的表述是有很大区别的，中国传统文化是以"仁"来定性医学，医学与伦理道德紧密相连，而西方传统文化以"技艺"来定性医学，看重医学技术的运用。这其实是由不同特质的中西文化造成了对医学的不同理解，或者说是由于以"德性"文化为特质的中国传统文化和以"理性"文化为特质的西方传统文化两种不同文化影响的结果。

## 一、"德性"文化与"理性"文化

　　因于不同的自然地理环境和社会历史条件的影响，中西方文化特质存在着巨大差异，其中一个显著区别就是中国传统文化表现为注重伦理道德思想的发展，而西方文化则关注理性精神的张扬，这种区别用冯友兰先生的话来说，就是中国文化是一种"德性"文化，西方文化是一种"智性"文化（亦可称"理性"文化）。所谓"德性"文化是指中国传统文化关注伦理道德思想的发展并注重伦理道德在修己达人和治理国家中的重要价值，呈现出"崇德尚义"的特征，"德性"文化造就了和融的传统中国。而"理性"文化是指西方文化注重知识的力量，以理性为工具，追求技术的发展和物质的获取，"理性、求实、求真"的智性文化促进了西方科学技术的发展和经济的迅猛增长。

医学是以维护生命健康为宗旨的科学文化，它理应属于文化体系中的重要组成部分。中西两大不同文化体系所孕育出来的医学文化思想深受各自文化的影响是不言而喻的，因而会呈现出不同的鲜明特质，即中医文化注重"伦理道德"在自身发展中的价值，而西医文化注重"理性（智性）"在指导医学技术发展中的作用。这样它们也会用各自的话语系统去解释问题，所以前面提到的中西文化对医学认知具有不同的表述也就很好理解了。

## 二、具有鲜明"伦理"特质的中医文化

中医文化是祖国传统文化的瑰宝，其形成和发展根植于深厚的"伦理型"中国传统文化土壤中的，甚至可以说中医文化是与"伦理型"中国传统文化共生共融的，翻开中医文化发展史可以清晰窥到中医文化具有的鲜明的"伦理"特质。

### （一）医德文化与医技文化同样浩淼

在漫长的医疗活动中，中医科学积累了丰富的医疗经验知识，为佑护民众生命做出了贡献，同时也产生了广博的医学伦理思想。这种广博的医德论述构成了中医文化现象学中的一大"奇观"，即中医史上几乎每位名医大家都对从事中医学实践应遵循的伦理道德进行了卓有见地的论述。这些中医伦理思想和医家的医技思想并存于他们的医学著作里，或

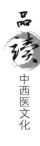

以准则、戒律出现，或以格言、座右铭来表述，或直接就行文于医技的描述中，反映出中医伦理思想的丰富内涵，同时医家留下的光辉道德形象也随着历史的沉淀越来越熠熠生辉。所以每当谈论起中医文化学发展史上有关医学实践的一些问题时，我们很可能首先想起来的是历史上医学大家曾经留下的医德言论或者他们的道德形象，而后才可能是他们高超的医技。如提到从医不能贪图财富，我们会想起流芳千古的"杏林佳话"典故里三国时期的董奉，他留给后世来传承的更多的是一种伦理精神而不是他的技艺；提到从事医学应有"精、诚"精神，我们会想到"药王"孙思邈，因为他著有《备急千金要方》，此著作的开卷就是《大医习业论》和《大医精诚》，论述了医者应"精"于医术，"诚"于施治，框定了医者应具有的基本伦理精神；提起"医圣"张仲景，很多人可能知道他的名著《伤寒杂病论》，但是《伤寒杂病论》的序言就是一篇具有极高价值的医德文献，序言里对医学的性质、宗旨、医学道德等进行了论述，提出医者应具有"精究方术，爱人知人""勤求古训，博采众方"等伦理精神。当然，中国传统医家论述的从事医学实践应具有的伦理精神也还有很多，诸如"献身精神""不畏权贵""一视同仁""刻苦精神""创新精神"等，这些也都可以找到相对应的医家代表，而这些丰富的伦理精神思想的表述，其实都可以看作是中医文化具有丰富"伦理"色彩的反映。

（二）"亦医亦儒"说

我国传统儒家文化对中医学的发展影响至深，可以说中医学是在儒家文化土壤中孕育并发展的，而传统中医学的发展又为儒家文化提供了更为广阔的发展"空间"，儒家文化与中医学的发展可谓是相辅相成，故有"亦医亦儒"之说。"亦医亦儒"一方面说明很多医家思想与儒家思想具有紧密联系性，我们知道历史上很多中医大家有的本人就是儒学家，如明代御医龚信与龚廷贤父子等，还有的是由儒转医，如医家朱丹溪、张景岳、吴鞠通等，这样中医大家的思想里往往就会深蕴着儒家伦理思想，"先知儒理，然后方知医理"（陈实功语），"通儒道，儒医世宝，道理贵明，群书当考"（龚云林语）等思想都足以说明。清代大医徐大椿更将从治病攻补兼施的尺度应与儒家礼乐兵邢治国方略联系起来，提出治病之术与儒家治国之术是相通的。"亦医亦儒"说另一方面也说明在儒家文化的影响下，在中医文化中留下了深深的儒家"伦理"文化的烙印。在一些俗语中充分说明了这种事实，如对中医学性质的理解"医乃仁术"，就是在儒家核心思想——"仁"学伦理思想影响下的体现，"医乃仁术"的提出说明中医文化思想除了强调中医技艺的重要性外，更注重中医是关心病人，滋发慈悲之心的职业，"仁"在这里不是"术"的修饰语，而应看作是"术"的性质，也可以理解为"仁爱关怀"与"中医技艺"是并联。还有中国传统解剖医学的发展是相对滞后的，这是深受儒家伦理"孝道"影响的表现，因为儒家思想中有"身体发肤，受之父母，不敢毁伤，孝之始也"等，这样把解剖身体的行为与"不孝"联系起来，阻碍了传统中医外科学的发展，当然这也从反面佐证了中医文化与儒家伦理文化的勾连。

（三）医以"德"为先

"医者，生人之术也"（龚延贤语），客观地说，传统中医文化是看重精湛医学技术发展的，因为精湛的医学技术是救死扶伤的基础，"医学贵精，不精则害人匪浅"（徐春甫语），所以有华佗"游学徐土，精通数经"，张仲景"勤求古训，博采众方"，更有孙思邈提出"大医精诚"。传统中医文化思想更是看重医德在统领医学技术发展中的重要作用和习医者伦理道德素质的养成，这样就产生了大量的中医伦理道德思想，这些伦理道德思想也成为指导、规范中医学发展的思想"内质"，故有"医乃仁术""无德不成医"和从事医学实践者需要"德艺双馨"之说，在当下现实中评价中医名家时，我们往往习惯先说"医德高尚"，然后才是"医

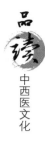

技高超"。而在具体的中医诊疗过程中，传统中医文化更是看重"德"的领先地位，比如"望、闻、问、切"四诊，都有诸多伦理道德要求，如《素问·征四失论》里指出"精神不专，志意不理"是医生产生差错的重要原因之一；孙思邈在《千金要方》中说："凡大医治病，必当安神定志，无欲无求，先发大慈恻隐之心，誓愿普救含灵之苦。若有疾厄求救者……一心赴救，无作工夫形迹之心。如此可为苍生大医，反此则是含灵巨贼。""安神定志"这一诊疗中的伦理道德要求为历代医家所重视。后来，清代医家冯兆张也有："盖医者意也，审脉、辨证、论方，全赖以意为主。倘精神不足，则厌烦苟率，而艰于深心用意矣。"这些都反映出传统中医文化具有明显的"伦理"特质。回顾中医文化发展史，这在其他医家的思想里也都是有体现的，比如南齐时代著作《物理论·论医》指出，"夫医者，非仁爱之士，不可托也"；宋代林逋所著的《省心录·论医》指出，"无恒德者，不可以作医，人命死生之系"；晋代杨泉有"夫医者，非仁爱之士不可托也，非聪明理达不可任也，非廉洁淳良不可信也。是以古之用医，必选名姓之后。其德能仁恕博爱，其智能宣畅曲解"等。这些言论虽然繁多，但它们都反映出传统中医家认为医德在中医实践中起到"先导"作用。

## 三、具有鲜明"理性"特质的西医文化

与中国"崇德尚义"的"德性"文化不同，西方文化是以"理性"为其内质的，这样西方文化有着重视"理性至上"的传统，"理性至上"可以理解为西方文化重视在理性指导下对事物本质进行探求，注重发展技术和物质利益的获取。从亚里士多德开始，就提出勇敢、理智、节制、公正的四"主德"作为西方文化的价值核心，其中把"理智"就放在重要的位置。而近代对理性的唤醒，曾经作为"文艺复兴"时期锐利的人

文武器来反对宗教禁欲主义神学，"上帝死了"的口号鼓动人们挣脱了"它者"的束缚，世界的一切都在理性检阅下撕去了神秘的面纱，"理性"成为衡量一切社会存在的不容置疑的价值尺度，"理性"被理解为一种人所具有的探索真理的能力。黑格尔就认为"理性"揭示真理的能力是不可怀疑的，"理性"能力的至上性恰恰被证实于"理性"内在矛盾的否定性运动，"理性"代表着精神对真理的追求和把握。尤其是现代社会，一种以崇尚"技术理性至上"为内涵的文化形态风靡西方世界，造就了西方社会技术物质文化的发达，而这些影响到西医文化的发展。西医文化虽然也重视医德在医学实践中的作用，但它着力关注的却是在理性指导下探求医学技术发展的问题。

（一）西医文化的发展史就是理性影响下的"技术"推进史

谈起西医文化源头，应从希波克拉底说起，希波克拉底被认为是"西医之父"，而由他提出的"四体液"学说是影响古代西方医学发展的最大医学理论。体液论把疾病的产生归因于机体内部体液的整体平衡紊乱或者某个特殊部位体液的自然平衡被破坏。体液论的提出把疾病与可以直接观察到的人的"体液"变化联系起来，其本身就是理性思考的结果，这与中医文化中"阴阳五行"说、"气"论等有着明显的区别。古罗马著名医生盖仑继承发展了希波克拉底的体液说，认为体液不是实体性的，而只能通过逻辑的方法来认识，并创立了医学和生物学的知识体系。在对医学实践的认识上，他是更注重理性所起的作用，"医生应力求掌握哲学及其分科逻辑学、科学和伦理学"。近代以来，尤其是"文艺复兴"时期之后，以张扬"理性"为特征的西方文化对医学的发展影响更大，医学实践中推崇实验方法，反对经验性，产生了诸多重大医学理论成就，如血液循环论、解剖医学、临床医学的创立等。而一些新的科学技术的创造发明为疾病诊断、检查带来全新的手段，如听诊器、显微镜、X线等，这些技术可以帮助医生研究躯体的结构和功能，探究疾病变化的机

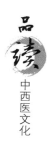

理，确切找寻疾病的根源，开创了西医诊疗疾病的新路径。时间发展到现代，科学技术更是以其魔力改变着人类自身及社会面貌，给人类带来了巨大的物质功利和精神功利上的实现，世界的一切都在科技面前"失去魅力"，人类从来没有像现在这样对科技崇拜得五体投地，这其实是推崇"技术理性至上"的结果。以基因技术、声、光、核、电磁技术为代表的一系列高新技术的应用，使医学配备了各种齐全的技术化"武器"，现代医学给人们的印象就是各种形形色色的诊断仪器和治疗机器的"集合体"，由它们看护着人类的生命。现代医学技术的提高和不断发展，解决了很多人的疾病问题，医学技术至上被景仰着。

### （二）近代"生物医学"模式的遵从反映出理性文化对西医发展的影响

对疾病诱因的揭示、疾病种类变化及治疗疾病行为观念等，医学上常用专有名词"医学模式"来指称它们。医学模式可以理解为人类医学实践对待疾病发展变化做出的应对方式。18世纪以来，由于西方工业革命的发展，机械化大生产是社会的必然，"人是机械"的哲学思想在各个领域处于主导地位。魏尔啸发展了细胞病理学，科赫与巴斯德发展了细菌学，加之实验医学的发展，医学在此基础上逐渐发展为针对病因（病源）、病理改变及以此为诊断与治疗目的的学科。近代医学的发展使人们认识到人是一种生物，疾病是由外界细菌或病毒感染而引起的，感染可引起机体一系列的生理病理变化从而产生疾病。由于外界细菌、病毒感染引起的疾病被认识，而这些疾病多是传染病、流行病、呼吸系统疾病，它们的共同特点就是发病时间较快、引起患者死亡的速度较快，患者死亡的数量也较大，相应地这些疾病成为当时疾病谱系中的主要成员。人类把目光集中在这些疾病的研究和治疗上，把人当成生物、机械来看待，形成了近代机械主义式样的生物医学模式。生物医学模式的实质是对人的疾病进行探求时把诊治对象"人"不是当为一个有机整体来看待，而是把活生生的人当作僵化的机器来对待，把疾病的载体人仅仅看作生物体来对待。这样，人的一切都被认为可以在各种仪器技术下观察，疾病被陈述为各种可以用仪器来观察到的病毒细菌，西医变成了用机器来找寻由病毒细菌侵袭产生"病灶"（focus）的行当，医学的任务就是使用一切可以使用的医学技术手段把它们消灭掉。现在看来，生物医学模式虽然已经不适应现代诊疗情况，但它毕竟指导了西医走过了几百年的路程，同时也应看到，它是西方"理性"文化影响下的产物。

### （三）现代西医技术的迅猛发展是理性文化影响的结果

我们知道，这个时代是医学技术飞速发展的时代，可以这样来说，没有任何技术能像医学技术这样"日新月异"。现代医学获得了控制疾病的武器，在一次次与各种疾病的斗争中获得胜利，以致"医学技术万能"进入了人的思维。现代医学甚至利用高超的技术进入到了干预人类生命的终极问题——"生和死"的问题，如人工辅助生殖技术可以满足生殖障碍的患者获得"小生命"，克隆技术应用到人的生殖性克隆上甚至可以创造出我们自己；而在生命死亡的对待上，医学利用呼吸机、心脏复苏术、器官移植术等可以把死亡过程拉得很长。还有基因技术的发展，人类正在利用它进行疾病的诊断和治疗，使人类对疾病的救治上了一个新台阶。西医技术之所以能够在最近短时期内取得如此辉煌的进步，很明显是与西方文化推崇的"技术工具，理性至上"的理念有密切关系。但我们也应看到，西医技术的快速发展同时也带来了诸多问题，直接后果就是医学技术应用的泛滥化和医学本应有的人文关怀价值的削弱，这也应是"理性"文化指导西方医学发展的必然结果。要知道，轻视人文关怀在医学技术中的作用会使医学技术"天马行空"地发展，直至趋于危境。所以在为西医技术快速发展欢呼的同时，还应对其应用过程带来的风险给予道德评价，而中医文化发展中注重"德性"指导的思维可以为现代西医的发展提供参照。

# 第五篇 认识中西医文化的互融性

　　中西医文化是在不同地理区域、不同民族及不同历史文化背景条件下发展起来的文化体系，在维护人类健康方面都发挥出了积极作用。但由于它们在发展过程中经历了不同的道路，各自形成了鲜明的特征，表现出了多种差异性，如核心精神、认知方式、思维路向等，深入分析可见，这些差异性实质是它们赖以存续的两种文化体系——中西方文化的不同影响的结果。近代以来，随着西方文化的强势"入侵"和传播，中西文化之间出现了接触、碰撞、交流和融合的情景，两种文明在接触中由开始的对抗、碰撞，到逐渐认识到各自是有所长短的，自觉或不自觉地相互取长补短，走向共融发展的道路。两者之间的发展状况也深刻影响着中西医文化的发展。中医文化作为中国传统文化的组成部分，为东方民众的健康福祉维护做出了贡献，但在西方医学传入后，二者不断接触和竞逐，西医文化渐渐成为人类主导的医学体系，中医文化目前处于不利的境况，社会上批判中医文化"不科学"的声音此起彼伏。当然，指责和批判西医文化的舆论也不绝于耳。公允地说，作为共同为人类健康服务的中西医文化要理性地发展，都须以一种深刻的自我批判方式承认、理解和接纳对方文化的精华要素，遵循"和而不同"的精神，认识到互补和融合可以达到更新自我的重要性，从而更好地发挥医学的济世救人功能。

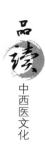

# 中西医文化互融的必要性

东西方文化在接触和交流中，各自看到了彼此的不足，开始自觉走向互融，这是文化发展的必然。中西医文化都是广义文化的组成部分，它们的发展也应遵循这一规律，但中西医文化必然的互融在现实中都遭遇到了发展困境。

## 一、中医的困境

绵延几千年的中国传统医学一直是我国的主导医学，然而到了近现代，在西方医学的强烈冲击下，中医学走向一种尴尬的境地，"中医唱衰论"调子甚嚣尘上。中医文化是祖国的文化瑰宝，它是民众在同疾病斗争的实践中创造出来的精神财富，是人类智慧的结晶，但在对其文化精髓及其贡献进行肯定的基础上，还需要反思，出现目前的情况，还因为中医文化自身在实践中其实碰到了很多不合现代社会"节拍"的地方。

（一）诊疗标准难以统一

现代社会是一个在各个领域都强调标准化的时代，标准化可以理解为在经济、科学技术和管理等社会实践中，依据制定的尺度对重复性的事物或概念进行评判、规范，以获得最佳秩序和社会效益。中医文化是以自然观为本，强调天人相应，运用阴阳、五行、运气、藏象、经络等来描述人体各种器官与功能的相互关系，通过主观悟性来直觉描述出一个模糊的复杂体系，因此中医文化考察和诊疗疾病的方法主要是来自实践经验的总结。虽然中医通过望、闻、问、切等手段来了解病人，重视病人的特殊性，采取因人、因时、因地而异的方法，既可同病异治，也可异病同治，但在诊断时要凭借医者的主观经验来推断，临诊医者各人的实践经验不同，带有经验性的成分，不能摆脱偶然性，故而临诊的方法虽具有灵活性，却导致操作时缺乏统一、严格的规范，而且不容易总结出规律。中医在治疗手法上停留在以感官为基础的针法应用，用药上也是常采用中草药和自然疗法，中草药讲究药物搭配，若干中草药混成一体，很难检测哪一味药所起的具体作用，因此也缺少统一的用药标准。而西医以逻辑推理为主，通过各种仪器观察、机器检查、生理生化指标检测等，可以从精确的数据中制定统一标准，判断病症，对症下药，具有很强的操作规范和规律性。与西医的可标准化相比，中医难以在诊疗上的"标准化"不能迎合现代人重客观事实的诉求。

## （二）创新发展不足

中国传统文化有很明显的"内敛"性，养成"保守"为美的民族文化心理定势，影响着人们从事技艺时秉持着一些"保守"思想，这对中医文化的发展影响很大，如对技艺的传承上有"传男不传女，传内不传外"的思想，如中医讲究的"秘方"问题。"秘方"一般是医家或医学世家依赖实践经验的积累和总结形成的药方，具有一定的治疗效果，而所谓的"秘方"是轻易不会外传的，一般靠师徒传承，就是在今天，一个老中医行之有效的药方也不会轻易传人，这样中医理论和技术得不到有效传承和发扬光大，何谈创新发展。在工业化大交流的现代社会背景下，这种"保守"的意识成为阻碍中医发展的重要原因。另外，中医文化实践中很讲究"因循古训"，"尊经崇古"，不能很好地以现代科学精神为主

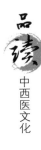
导，在尊重中医自身规律特点时，结合现代方法如实证研究来完善甚至重建中医理论的现代范式。目前，中医诊断手法还主要依靠"望、闻、问、切"等，治疗上仍专注扶正祛邪，提高人体自身的机能，对抗疾病，但疗效缓慢，这些都与现代科技结合不紧密，创新不足有关。在现代社会功利心强烈的情况下，中医虽能"治本"，但疗效较慢的特性不能很好满足时下人们的口味。

# 二、西医的不足

现代西方医学的进步为人类应对疾病对生命的威胁提供了强大的技术工具手段，它在一次次与疾病的斗争中凯旋，以致"西医万能论"进入了人们的思维，西医占据了医学领域的主导地位。然而西医并不是人们想象的那么"伟大"，它带来的负面影响和产生的问题也与日俱增，"冷漠医学""伤害医学""无奈医学"等的批判语的对象其实很多是指向现代西医实践的。

## （一）冷漠医学

所谓"冷漠医学"，是指西医在诊疗过程中过分崇尚技艺的运用，患者被看作支配的"机器"，医生忽略情感的付出，医学变得"冷冰冰"的，因此备受指责。随着大量现代医学技术的创造和发明，西医的诊疗越来越有依靠技术的倾向，机械检查代替了诊断过程中的询问病史、体格检查等必要过程，甚或成为诊断过程的全部内容，机械代替了医生个人研判疾病才能的施展，医生大有离开机械而不能诊断的趋势。这种放弃临床观察和临床思维的做法，很容易使医生不把患者当作一个活生生的、有血有肉的"人"来对待，人被看作一架可以用机械技术来检查、修正的"机器"，认为紧盯着毁坏的"零件"——"病灶"就可以进行治疗。也就是机械技术作用的放大使医生习惯于把患者看成是某个器官出现毛病的"机器"，在这种情况下，患者作为社会存在的多种属性通常会从技术化的诊疗过程中摒除出去。与此同时，技术化的强调使得医患关系的物化趋势越来越明显。美国著名医生刘易斯·托马斯曾说过："触摸是医生最为古老而且也是最为有效的一种动作。"说明医生在诊疗过程中对患的者情感关怀和付出的重要性，但现代大量采用物理、化学等医学设备和材料来进行诊疗活动的行为改变了这种状况，无论是医生还是患者都过度依赖于技术，这样患者不再是同医生打交道，而是同医院形形色色的"冰冷"机械打交道，医生也不再是同患者打交道，也是直接同各种机械打交道。这种淡化了双方情感交流的医学实践活动，机械成了横在医患关系中的"第三者"，医患关系越来越成为不是人与人的关系，而是物与物的关系，现代医学变成"冷漠医学"也就不足为奇了。

## （二）伤害医学

西医文化是建立在"天人相分"的自然观基础之上的，尤其是近现代实验医学认为，人类只要对人体结构彻底了解，发现细菌和病毒侵害人体形成的"病灶"，就可以运用医学技术铲除"病灶"，达到防病治病的目的。这种思想指引人们努力寻求致病的外在诱因，然后通过药物或者手术对人体进行"斧正"，而忽视了人的机体平衡的存在及自我调控的功能，所以被称为"伤害医学"。我们知道，西医的药物治疗方式通常是采用化学合成药物，西药的特点是可以精确和严格量化，但化学合成药物往往毒副作用、不良反应相对严重，对人体的伤害是巨大的，临床药源性疾病发生率越来越高就是这个原因。比如抗生素等，它们在早期临床应用过程中立下了汗马功劳，但后来的过度应用带来很多问题。如滥用抗生素会导致人体内正常菌群关系的失调，破坏机体平衡，带来人体内的"二重感染"。另外，西医在治疗上也是很看重外科"侵入性"技术的，尤其是对一些肿瘤患者，西医认为只有手术进行切除，合并应用放

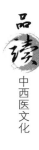
疗和化疗，方可达到目的。然而采用手术进行大面积组织切除对机体本身就具有严重的伤害，在应用放疗和化疗时，更会杀死机体的正常细胞，使人的机体遭受到严重伤害。这些"伤害性"做法与中医提倡的通过促进机体自身功能增强祛病，而不去破坏机体平衡理念是有很大差异的。

## （三）无奈医学

现代西医可以称为是"尽精微"的科学，它在结构功能论思维的指导下，试图对人体的组织结构进行最精微的研究，从器官到细胞，到分子，甚至到现在的基因研究，希望在透视人体各个精微结构的基础上探求功能变化，这样就可以考察人体的生理病理活动。现代西医虽然可以把诊疗理念推延、细化到基因诊疗，但还是有很多"无奈"，如基因诊疗也有很大的局限性，人类的许多疾病不能简单归结为某个单基因的变异，如心脑血管疾病、肥胖病、糖尿病等可能是多基因功能失常所导致的，仅仅简单地关注或从微观角度来考察疾病是不能很好揭示病因的。而对于一些找不到特异性病理改变或者全身性功能紊乱的疾病，西医更会显得无能为力，这需要西医的发展在宏观与微观之间、最简单和最复杂层面进行结合。还有，现代西医技术虽然已经发展到较高的水平，但对于一些疾病，西医并不是想象中的那么神奇，还是"望病兴叹"的。如随着人类行为习惯的改变和自然生态环境的恶化，人类疾病谱系发生了结构性的变化，心脑血管疾病、癌症、艾滋病、肌萎缩侧索硬化症、医源性疾病等困扰着人类，使人类越发感到现代医学（主要是西医）的局限性和无奈，西医针对这些患者往往还是进行伤害性、侵入性治疗，其治疗效果也是不佳的，现代社会强烈呼吁"自然疗法"的回归。

综观中西医文化近百年发展的动态，双方已开始认识到了各自的不足和缺陷，并进行针对自身缺陷的纠偏。一切事物，但凡要发展，都需要以认清自我优劣为前提，然后克服困难，逐步纠偏和逐步完善，这是事物发展的必然规律。

# 中西医文化互融的可能性

中西医文化都是人类为了维护自身健康而出现的，虽然是在两种不同文化"土壤"中生长起来的，在以后的发展中也出现了重大的差异，但两者其实应看作是对生命描述、表达的方式上有所不同的两种科学形式。中西医文化的"源起旨趣趋同，实践目标趋同"表明两者互融具有可能性。

## 一、中西医文化源起旨趣趋同

虽然现在有西医独占医学领域的态势，但真正意义上的西医学的发展也仅有 200 多年的历史，而所谓的医学技术的"快速发展"更只是近几十年的事，如 20 世纪 50 年代出现的超声成像技术、70 年代出现的断层成像技术、80 年代出现的核磁共振成像技术，使医学可以为人体检查提供先进的技术手段。现代医学还可以利用高科技进行器官移植、干细胞培养、基因诊疗等活动。西医进步很快，但对于超复杂的人体生命系统的认识仍是沧海一粟，更是远远够不上穷尽真理。而对于中医文化来说，早在两千年前就形成了一个庞大而严密的包括病因、病机、诊法、论治、药物、预防、养生等的医学理论体系，甚至可以说，在西方文艺复兴之前，它都是处在领先于世界医学的水平。中医文化几千年来一直

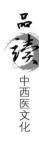

成功地指导着我国医学的临床实践，从而使占世界四分之一的人类一代代地繁衍、生存、发展着。只不过进入近代以后，西医强势传入，中医不能够很好地与快速发展的社会保持同步而显得落后了，西医超越中医发展也就是近几十年的事。现在看来，两者是各有优劣之处，甚至格格不入的，但如果我们往前追溯的话，从两者源起的旨趣来看，是有很多相通之处的，两者的互融是可能的。

首先，两者都是在与疾病斗争的生活经验基础上产生的。人猿揖别，人成为世界的宠儿，而在早期恶劣的环境中，一个人能够活下来都是奇迹。在与自然斗争的实践中，人类逐渐学会了如何与肆意夺去人的生命的疾病斗争的本领，并把这些经验总结传递下去，形成早期最原初的医学形态。如人类在寻找食物时，逐渐发现了葱、姜、蒜、粳米等食物不但可以充饥，还具有祛病保护生命的作用；古人在劳动过程中制造出很多原始生产工具，同时认识到利用砭石、骨针可以应对疾病，并逐渐掌握了运用这些工具治疗疾病的经验。与此同时，人们发现活动肢体可以舒筋活络，强身健体，如"导引术""五禽戏"的形成也是古代人们积累生活经验后产生的保健养生观。中西方医学在原初时保持着很多的相同之处。

其次，两者都经历过"巫术医学"阶段。由于早期的原始初民对自然界的变化与疾病的产生、发展不能给予科学认识，因此把这些变化的原因往往归咎于超自然的力量所致，尤其是疾病的产生，被认为是外在的神秘力量侵袭了人体，如神鬼等，这样治疗患者往往就是由当时一些懂得巫术的人来完成。治疗疾病的方式就是把患者绑缚在树上，由巫医来抽打患者，认为这样可以驱赶走附在患者身体里的鬼神，从而可以治愈患者。在中医学的发展中，如"祝由"术曾沿袭数千年；古埃及也流行过巫医运用念咒、画符和草药治病的做法等。"巫术医学"的存在曾是中西医学共有的一段历史。

再者，两者成型理论体系的建构具有相通处。中西方医学形成体系的标志性著作应是《黄帝内经》和《希波克拉底全集》，它们分别代表着传统中、西医学的峰巅。《内经》的问世标志着中医学已从简单的临床经验积累，升华到系统的理论总结。关于《希波克拉底全集》，意大利著名医史学家卡斯蒂格略尼认为："（它）是自然科学几乎没有萌芽的时代，在医术上具有先进性的最宝贵的代表文献。希波克拉底学派的医学虽然在解剖学、生理学、病理学的知识上有缺陷，虽然只是很少而粗略地研究过动物，但是它主要是建立在临床实验和哲学推理的基础上，终能使医学提高到难以超过的高度。"比较《内经》和《希波克拉底全集》，二者的理论建构有诸多相似之处：第一，否定神鬼致病说。希波克拉底学派最重要的功绩可以说是使医学与巫术脱离，变医学为技术科学。《内经》也是如此，它否定了神鬼致病说，认为医学与鬼神思想势不两立，"拘于鬼神者，不可与言与德"。第二，调节机体平衡说。希波克拉底提出了"四体液"说，认为人体的四种体液只要保持合适的比例，人体就会保持健康。《内经》以五行为基础，把人机体的组成分为"精、气、神"，三者的协调可以保持健康，"人之血气精神者，所以奉生而同于性命者也"，"阴平阳秘，精神乃治"。第三，强调整体观念。希波克拉底学派认为人体是一个统一的整体，机体各个部分是不可分割的，并且与外界环境也有着密切的关系，"疾病开始于全身……身体的个别部位立刻相继引起其他部位的疾病……各部位彼此互为因果的"。这与中医文化一直强调的"整体观"有极大的相同之处。当然，两著作在理论建构上还有很多相通之处，如强调哲学思辨、强调临床实践观察等，这些都反映出中西医文化在源头旨趣上的相通。

　　而后来中西医走向不同的发展道路应是在公元 2 世纪，这其中，东、西方两位医学巨匠张仲景和盖仑起到了关键性的作用。张仲景总结了汉代以前的医学成就，继承了《内经》的基本理论和丰富的医药知识，结合自己的临床实践，写成了《伤寒杂病论》，确立了"辨证论治"的中医学的基本理论体系，为后世中医临床医学的发展奠定了坚实的基础。在

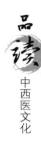

西方，生活在罗马帝国时期的盖仑继承希波克拉底的学术思想，重视形式逻辑，强调演绎法方法论，倡导实证医学、实验医学，对后世西医学的发展影响深远。中、西医学在张仲景和盖仑完全相反的医学范式引导下，开始步入了分道扬镳的历史进程。但不可否认的是，两者的源起存在着很多相通的地方，这些应该被看作现代中西医文化可以互融的历史佐证。

## 二、中西医文化的实践目标趋同

美国学者丹尼尔·贝尔在《资本主义文化矛盾》一书中对"文化"的含义诠释道："文化本身是为人类生命过程提供解释系统，帮助他们对付生存困境的一种努力。"这种对"文化"的诠释清晰告诉我们，人的生命总会碰到困境，而文化可以给出我们生命征途中应对困境的答案，这是文化的功能使然。人的生命包括"生物体"和"社会体"两部分，也可以说人是由"灵"和"肉"组成的，而这两部分都会产生困境，尤其是组成人的基础性的肉体总会产生问题，这就是所谓的"疾病"，所以肉体生命碰到"困境"，必须有一种解决它的"文化"来应对，主要是对人的肉体生命进行看护的"医学"文化相应而生。按照贝尔的意思，医学文化也应看作是解决生命困境的"文化"科学的有机组成部分。中医文化、西医文化虽然产生的地域有所不同，但它们都是应对人类生命困境而出现的文化体系，都曾为人类的健康维护做出了贡献，是人类智慧的结晶，所以在此意义上，中西医文化的实践目标是一致的。我们常说，"医学无国界"，表达的深层意思也应是在这里。因此，从文化功能的角度来理解，中西医文化具有互融的可能性。

医学文化发展史也表明这一点。无论中西方医学，自从它们问世以来，都是专门关注人的生命、处理与使生命处于良好状态相关问题的学科，都是以预防、治疗疾病和关护生命健康为目的，这也标明两者的实践目标是趋同的。中医文化思想里有相当多关于此方面的论述，《通鉴外记》有"民有疾，未知药石，炎帝始味草木之滋，尝一日而遇七十毒，神而化之，遂作方书，而医道立矣"，《帝王世纪·路史》有"伏羲画八卦……百病之理得以类推，乃尝味百药而制九针，以拯夭亡"。虽然这些都是传说记载，但都反映了中医文化在很早就形成了"以拯夭亡"的医学实践目的。后来张仲景的"上以疗君臣之疾，下以救贫贱之厄，中以保身长全，以养其生"，孙思邈的"一心赴救""大医精诚"，以及董奉散财为苍生治病的"杏林佳话"等，也都活化出了中医文化精神中"生人性命""济世救人"的实践宗旨。同样，西医文化史里也有很多这方面的记载，西医之父"希波克拉底"在《誓言》中强调："我愿尽余之能力与判断力所及，遵守为病家谋利益之信条"，奠定了西方医学"尽力救人生命"的思想。近代医家胡佛兰德在《医德十二箴》中指出："医生活着不是为自己，而要用忘我的工作来救治别人，救死扶伤，治病救人。"这不仅是对医生的道德标准的规定，更反映出西医文化也是以重视关护生命健康为实践宗旨的。

# 三、中西医文化的现代互融之维

随着社会的发展，在东西方文化互融的大背景下，中西医两大医学体系应摒除对彼此的"弃嫌"，客观认识各自的优劣，自觉地相互取长补短，走向互融，开创出生命科学发展的新境况，共同为维护人类健康发挥作用。中西医文化是不同的两种文化体系，虽然在不同认知方式的基础上形成的医疗理念、诊疗技艺和用药特点均有鲜明的特征差异，但只要遵循一定的原则，此三个维度都有很多可以互融的地方。

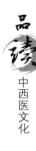

## （一）中西医文化互融的原则

中医文化是我们的"本土"文化，在西医文化传入后的与之不断接触、碰撞后，面对西医大行其道的状况，中医文化的发展处于明显劣势。中西医文化互融的背后隐藏着一个重要问题，就是中医文化自身应清醒认识如何和西医文化进行互融，实际上就是如何处理自身和外来文化的问题。按照对待中西文化互融的态度，中医文化应认识到与西医文化进行互融时要遵循"平等、包容、兼蓄"等原则，不然中医文化会迷失方向甚至丧失自我。

### 1. 平等

文化是人类社会实践活动的产物，不同民族和国家在实践中必然会因实践方式等的差异而形成不同特征和各具自身历史色彩的文化，也就是说文化是多元性的。文化具有多元性不是说文化具有等次性、不平等性，不能说哪一种文化是低等文化，文化都是实践活动的结晶，没有优劣之分。所以文化在接触、互融中不是一种文化低视另一种文化，也不是吃掉另外一种文化，应是尊重彼此的差异性，以对等的身份进行对话，才能更好地互融。作为中西医文化也是如此，虽然西医文化在现代暂时有种领先的意味，但在互融中不能傲视他者，中医文化也不能妄自菲薄，感觉低人一等，应看到自身的优点。因此，中西医文化双方应回到平等交流的原点上，增进对彼此的了解和认识，才能促进良好的融合。

### 2. 包容

文化的包容性就是允许世界上各民族都能展现出其文化的特色，"和而不同"，其本质是"承认、尊重、欣赏"彼此。包容其实就是一种态度，并不是一个简单的多种文化要素共存的过程，而是各种优秀文化要素之间的相互吸收和相互作用过程，或者说就是一种文化互融过程。所以，中西医文化的理论虽然有所区别，但在交流中应包容对方的存在，认识到彼此都有可以借鉴的地方，西医可以从中医中获得"整体观""辨証施治"等治疗理念的启示，中医也可以从西医中获得"关注微观""理性思维"等施治方式的启示。

**3. 兼蓄**

文化"兼蓄"就是立足自身文化优势，在发挥自身文化特色的基础上，吸纳他者的长处来弥补自身的不足。在这个全球文化激烈碰撞的时代，任何"本土"式的文化都面临着一种重建和创造发展的境况，所以"本土"文化在和外来文化的接触中，如何既保持自己的特色，又使自己重塑后以新的形式展现，关涉本土文化不丢失"主体性"而又能发展的文化自觉问题。因此"兼蓄"不是放弃对自身文化的坚守，不然会被他者文化同化或奴役，而迷失自身。中西医文化在互融的过程中，都应该有种"开放"的姿态，彼此乐意接纳对方的长处，共同促进、共同发展，尤其是中医文化，不仅要通过积极认识西医文化的长处来反观自身的短处，更应通过兼蓄对方长处促进自己的发展，改变过去一味封闭地崇尚自己是"国粹"，而不愿去和"他者"交流的做法，在保持自我"本色"不改变的基础上，吸纳他者的长处，使中医文化这朵鲜花开得更绚烂。

## （二）中西医在医疗理念上的互融

"理念"可以理解为是认识事物本质和指导事物发展的总的思想。中西医文化的医疗理念之所以会出现差异，很大程度上是由于各自认知事物的方式、思考问题的方式及解决问题的方式不同而导致的。宏观考察，中医医疗理念深受中国传统文化"天人合一"认知方式影响，而西医医疗理念则是以"天人相分"为基础建立的认识疾病的医学观。

人是自然的产物，人体的生命运动与自然界有着密切的关系，自然界的运动变化也会影响人的生理变化和疾病的发展。人类要维护健康，首先要认识天人关系，对这种关系的认识，必然会影响医学观的形成。

"天人合一"是中国传统文化对天人关系认识的主流，影响中医文化的医疗理念从天人一体来认识生命体的活动规律、疾病产生的原因以及

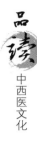

应对疾病的方法。中医文化认为人是自然的一部分，人的生命活动规律和自然界有着相同之处，人自身就是一个"小宇宙"，人类应顺应自然才能维护健康，《灵枢》里有："春生、夏长、秋收、冬藏，是气之常也，人亦应之。"关于疾病的产生原因，中医文化认为是由于自然界六淫之邪对人体的伤害，人体不能适应自然界的变化而形成的，《素问》有："故阴阳四时者，万物之始终也，死生之本也，逆之则灾害生，从之则苛疾不起。"所以针对疾病的治疗，中医文化从"天人合一"的认知出发，主张固本强体、扶正祛邪，从人自身内部调适做起，服食天然草药，达到和自然界保持平衡。可以看到，中医以"天人合一"自然观为基础，重视的是意象思维，强调以整体观、辨证施治和使用天然药物来维护患者健康。这种理念能够从宏观、整体上来把握疾病，且对患者的治疗伤害性较小，但中医医学理念很多时候是停留在感官、经验的基础上，做到了"致广大"，而不能从微观角度很好地对人体进行精确、定量式的分析，"尽精微"做得还不够。还有中医医学观过于强调顺从自然，不能使人的主观能动性体现出来，这些都是中医文化需要发展的地方。

西医文化医疗理念是建立在"天人相分"的基础之上的。"天人相分"是把人看作独立于自然界之外的实存，是自然界的主宰者。西医文化认为，人类进入到自我的微观世界，认识自我的结构和功能，揭示疾病的原因，就会有能力运用一切手段，达到防病治病、维护健康的目的。建立在"天人相分"基础之上的西医文化的医疗观很明显注重的是分解性、片面性，这样把人与自然、局部与整体等的关系割裂开来，虽然可以对事物的细节进行精确、定量性分析研究，但缺乏从整体、宏观方面来把握人体的运动规律，是很难揭示现代疾病的多种诱因的。另外，西医文化强调微观化透视生命体和利用技术以"对抗""侵入"式方法应对疾病，很容易打破机体自身的平衡。虽然西医给人治疗效果迅速的感觉，但西医文化缺少顺从自然的情怀和很容易带给患者伤害是其巨大的缺陷所在。

由此可以看出，中医文化的医疗理念的长处是西医文化医疗理念的短处，而西医文化的医疗理念的长处又恰巧是中医文化医疗理念需要发展的。因此，两者的医疗理念可以进行互融，相互之间取长补短，才能更好地把各自的优势发挥出来。

## （三）中西医在诊疗技艺上的互融

诊疗是医学实践的主要组成部分，中西医诊疗技艺存在着重大区别。传统中医在诊断疾病时，形成了以"望、闻、问、切"为主的四诊法。"望"是了解患者的神态、舌象等表现；"闻"主要是了解患者的说话声音、气息等情况；"问"是主动和患者沟通，了解患者疾病产生的各种相关信息，如家族病史、病情、自诉症状等；"切"主要是通过手的按压了解患者的脉象、肢体及胸腹变化情况。"四诊"不是通过西医强调的利用机器对患者进行诊断，发现患者形体结构上的病变，而是宏观、全面了解患者各方面的情况，通过"辨证"的理性思维，对获取的感性信息进行综合分析，"去粗存精、去伪存真、司外揣内"，以获得对患者五脏六腑内在病变的外在征象的规律性认知，来判断患者的疾病和针对不同的证候来施治。"辨证施治"是中医诊疗疾病的重要方法和特色表现，"证"是"证候"的意思，它不是简单的疾病表现的"症状"，而是对疾病一定阶段病理生理变化反应状态的规律性概括，如阴虚证、阳虚证、表热证、表寒证等，它是辨证的结果，也是施治的依据。中医"辨证施治"能够从体察体征与脏腑的关系出发，考虑到个体差异性，因人而异，因证而异来施治，比西医头痛治头、脚痛治脚等对症治疗更为优越，体现了中医诊疗的长处。但中医诊疗技艺也存在着诸多缺陷。如"四诊法"，它主要靠医生的感官来感性认知患者的体征，然后需要较强的思辨能力来综合判断，这就需要医生有丰富的实践经验，而缺少这方面的能力就会对诊疗产生极大影响。"四诊法"主要凭借医生的经验来完成，使中医诊疗标准化和精确性难以实现，限制了中医思想的传播和发展。另外，"辨证

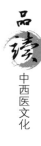

施治"虽是中医诊疗的特色，但它是在能够认识到患者疾病证候的基础上进行的，一旦证候表现不出来或者临床表现不能反映疾病的本质，中医"辨证"治疗就会缺乏针对性，甚至会贻误病情。

西医诊疗是建立在现代高科技手段基础之上的，它主要是凭借现代医学机械、仪器检查，依据解剖、生理、病理等临床指标，结合病人临床症状表现，综合分析后做出对某一疾病的具体诊断。西医利用科技诊断的目的是确立病变的位置（病灶）和发病机制，为治疗寻找到"靶点"，然后针对特定病变的器官，采用以清除"病灶"组织、抑制体内致病细菌或病毒为基本特征的对抗性临床医学技术，所以西医诊疗被称为"辨病施治"。西医诊疗能够从微观上认识疾病产生的具体原因，并且利用现代的高科技，可为准确诊疗疾病提供科学、精确的数据参数。但西医诊疗的缺陷主要有：确定疾病时侧重相信机器检查的数据和病理生化方面的统计分析，忽略了诊疗对象是一个整体的、有情感的"人"，诊疗具有片面性；大量依赖机器检查和治疗，不但会给患者增加经济上的负担，也会给患者带来身心上的痛苦和伤害。

中西医诊疗技艺各有长短，因此在临床实践中，可以通过互融来相互促进和发展。首先，可以将中医的"辨证"与西医的"辨病"结合起来。诊断时，先采用西医"辨病"思维，明确患者罹患疾病的种类，在西医准确"辨病"后，再运用中医"辨证"方式明确所患是该疾病中的哪种证，从而把握疾病的总体状态，可以动态把握疾病发生、发展的变化规律。通过运用中西医"联合诊断"，就可以准确辨别疾病性质、病位，明确所患何病、何证，据此进行有针对性的治疗。其次，在具体治疗过程中，分清患者疾病种类、病情的不同状况，采用不同的施治方法。如急症、重症、外科疾病可以采用西医治疗方式为主，西医快速的疗效在治疗这些疾病治疗方面具有优势。而对于慢性疾病，采用西医手术治疗后及放疗、化疗后体虚的患者，可以采用中医调治为主，中医着重于机体功能的调节，强调使机体处于"阴平阳秘"的和谐状态，于此会发挥出独特的优势。

### （四）中西医在临床用药上的互融

药物是临床治疗疾病常用的方法，它有中、西药之分，而两者存在着很大差异。中药文化是农耕文明的产物，它以东方文化为背景，是劳动人民几千年来在与疾病做斗争的过程中，通过实践，不断认识，逐渐积累起来的。中药的主体是天然的植物药、动物药和矿物药，其成分大多是有机物的蛋白质、氨基酸、生物碱、多肽等，具有自然生物活性。因此，中药在临床使用上不会过度破坏人体的正常生理活动，且药性舒缓，毒副作用较小，一直在人类的健康维护中起到重大作用。但中药一般煎煮麻烦、药味苦涩，更主要的是，因为中药疗效缓慢、复杂的成分难以揭示等，制约了现代中医发展的步伐。

西药是工业文明的产物，它以西方文化为背景，是建立在近代化学和病理学基础上的。西药大多数是化学合成品，是实验室、工厂生产出来的，所以西药具有成分明确、剂量精确的特点，在临床使用上具有客观操作性，药效立竿见影。近代以来，西医为保障人类健康做出了巨大贡献。然而，西药在治疗疾病疗效显著的同时，也表现出了它不可避免的较大的毒副作用，药物依赖和药源性疾病的增加，特别是某些药物的致畸、致癌性，已经引起人们的高度关注。

中、西药物各自具有优缺点，中、西医相结合治疗疾病成为医学发展的趋势。在发展理念上，中医药应主动从西医药的安全性、标准化等方面吸取经验，西药也应看到中药在治疗疾病上具有的独特疗效，把传统中药引入到西医治疗的过程中来。如应该看到某些中成药能非常有效地影响干细胞的生长，还有砒霜能诱导早幼粒白血病细胞凋亡、青蒿素可以有效防治疟疾等均是中药疗效的表现。在临床具体治疗时，也应主张根据情况将中、西药联合使用，而不是采取单一的用药形式，以提高治疗的效果。这样既可以发挥出中药减少的毒副作用的效果，也可以发

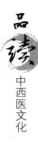
挥出西药疗效迅速的优势。比如，对于手术病人，可以在术前用中药来改善患者体质，术后服用健脾行气中药以消除胀气等症状；对于化疗患者，可以配合服用中药，减轻化疗过程中药物对患者产生的副作用和影响；而对于慢性疾病及顽症患者，西药治疗不易见效，也可先用中药治疗，出现其他并发症或危重变化时再配合西医疗法等，这样将获得很好的治疗效果。可以预见，在临床用药上，中、西药互融的前景是非常广阔的。